Mirza Md. Ziaul Islam

Breve Manual de Doenças Infecciosas

Mirza Md. Ziaul Islam

Breve Manual de Doenças Infecciosas

ScienciaScripts

Imprint

Cover image: www.ingimage.com

This book is a translation from the original published under ISBN 978-620-2-06671-6.

Publisher:
Sciencia Scripts
is a trademark of
Dodo Books Indian Ocean Ltd. and OmniScriptum S.R.L publishing group

120 High Road, East Finchley, London, N2 9ED, United Kingdom
Str. Armeneasca 28/1, office 1, Chisinau MD-2012, Republic of Moldova, Europe
Printed at: see last page
ISBN: 978-620-7-91481-4

Conteúdo

Febre Chikungunya

Introdução

A palavra 'chikungunya' terá derivado de uma descrição na língua Makonde, que significa "aquilo que se dobra para cima", da postura contorcida das pessoas afectadas pelas dores articulares graves e pelos sintomas artríticos associados a esta doença. A doença foi descrita pela primeira vez por Marion Robinson e W.H.R. Lumsden em 1955, na sequência de um surto em 1952 no Planalto Makonde, ao longo da fronteira entre Moçambique e Tanganica (a parte continental da atual Tanzânia). De acordo com o relatório inicial de 1955 sobre a epidemiologia da doença, o termo "chikungunya" deriva do verbo de raiz makonde kungunyala, que significa secar ou contorcer-se. Numa investigação concomitante, Robinson glosou o termo Makonde mais especificamente como "aquilo que se dobra".

Desde a sua descoberta em Tanganica, África, em 1952, ocorreram ocasionalmente surtos do vírus chikungunya em África, no Sul da Ásia e no Sudeste Asiático, mas surtos recentes espalharam a doença por uma área mais vasta. O primeiro surto registado desta doença pode ter sido em 1779, o que está de acordo com as provas de genética molecular que sugerem que evoluiu por volta do ano 1700.

Embora conhecida há muitas décadas, a doença tem merecido uma atenção renovada devido à ocorrência generalizada de surtos em todo o Sul da Ásia, incluindo a Índia e o Bangladesh. Esta variabilidade na ocorrência da doença tem sido atribuída a muitos factores, incluindo - a ocorrência de um ciclo silvático, a suscetibilidade variável ao vírus entre os seus hospedeiros humanos, animais e insectos e as alterações nas condições de reprodução e na densidade dos vectores.

A doença foi registada pela primeira vez na Índia em 1963-64, em Calcutá, e na segunda metade de 1964, em Madras. Mais de 3 lakh pessoas foram afectadas durante este surto. Em 1973, registou-se uma epidemia de chikungunya em Barsi, no Maharashtra. Depois disso, houve um período de tréguas até 2005, não tendo sido registados casos durante os 32 anos seguintes.

O atual surto na Índia começou no final de 2005 ao longo das costas de Andhra Pradesh. Posteriormente, afectou Tamil Nadu, Karnataka, Kerala e o norte da Índia, até Deli. A doença foi notificada num total de 16 estados do país em 2006 e, num período de 10 meses após o início da epidemia, registaram-se mais de 1,25 milhões de casos suspeitos de chikungunya (o número aumentou para 1,39 milhões no final do ano). Em 2007, até outubro, registaram-se 37 683 casos notificados. Em 2017, o Bangladesh enfrentou uma ocorrência maciça da doença.

A estirpe do vírus atualmente em circulação é do genótipo da África Oriental/Central e o Aedes aegypti continua a ser o principal vetor.

Epidemiologia

Historicamente, a Chikungunya tem estado presente sobretudo nos países em desenvolvimento. As epidemias no Oceano Índico, nas ilhas do Pacífico e nas Américas continuam a alterar a distribuição da doença. Em África, a Chikungunya propaga-se através de um ciclo silvático em que o vírus circula largamente entre outros primatas não humanos, pequenos mamíferos e mosquitos entre surtos humanos. Durante os surtos, devido à elevada concentração de vírus no sangue das pessoas na fase aguda da infeção, o vírus pode circular dos seres humanos para os mosquitos e de volta para os seres humanos.

A transmissão do agente patogénico entre humanos e mosquitos que existem em ambientes urbanos foi estabelecida em várias ocasiões a partir de estirpes que ocorrem na metade oriental de África em hospedeiros primatas não humanos. Este aparecimento e propagação para fora de África pode ter começado já no século XVIII. Atualmente, os dados disponíveis não indicam se a introdução da chikungunya na Ásia ocorreu no século XIX ou mais recentemente, mas esta estirpe asiática epidémica causa surtos na Índia e continua a circular no Sudeste Asiático.

Em África, os surtos estavam normalmente associados a chuvas fortes que provocavam o aumento da população de mosquitos. Em surtos recentes em centros urbanos, o vírus propagou-se através da circulação entre humanos e mosquitos.

As taxas globais de infeção por chikungunya são variáveis, dependendo dos surtos. Quando a chikungunya foi identificada pela primeira vez em 1952, tinha uma circulação de baixo nível na África Ocidental, com taxas de infeção ligadas à precipitação. A partir da década de 1960, foram documentados surtos periódicos na Ásia e em África. No entanto, desde 2005, após várias décadas de relativa inatividade, a chikungunya reemergiu e causou grandes surtos em África, na Ásia e nas Américas. Na Índia, por exemplo, a chikungunya reapareceu após 32 anos de ausência de atividade viral.

Ocorreram surtos na Europa, nas Caraíbas e na América do Sul, áreas em que o chikungunya não era transmitido anteriormente. A transmissão local também ocorreu nos Estados Unidos e na Austrália, países em que o vírus era anteriormente desconhecido.

Uma análise do código genético do vírus chikungunya sugere que o aumento da gravidade do surto de 2005 até à data pode dever-se a uma mudança na sequência genética que alterou o segmento E1 da proteína de revestimento viral do vírus, uma variante designada por E1-A226V. Esta mutação permite potencialmente que o vírus se multiplique mais facilmente nas células dos mosquitos, permitindo que o vírus utilize o mosquito tigre asiático (uma espécie invasora) como vetor, para além do vetor principal mais estritamente tropical, o Aedes aegypti.

Após a deteção do vírus zika no Brasil em abril de 2015, a primeira de sempre no hemisfério ocidental, pensa-se agora que alguns casos de chikungunya e de dengue podem, de facto, ser casos de vírus zika ou co-infecções .

O vírus Chikungunya (CHIKV) é um membro do género alphavirus e da família Togaviridae. Foi isolado pela primeira vez em 1953 na Tanzânia e é um vírus ARN com um genoma de cadeia simples de sentido positivo de cerca de 11,6kb. É um membro do complexo do vírus da floresta de Semliki e está estreitamente relacionado com o vírus do rio Ross, o vírus O'nyong'nyong e o vírus da floresta de Semliki. Como é transmitido por artrópodes, nomeadamente mosquitos, também pode ser referido como um arbovírus (vírus *transmitido por artrópodes*). Nos Estados Unidos, está classificado como um agente patogénico prioritário de categoria C e o seu trabalho exige precauções de nível de biossegurança III.

Transmissão

Os mosquitos ficam infectados quando se alimentam de uma pessoa já infetada com o vírus. Os mosquitos infectados podem então espalhar o vírus para outras pessoas através de picadas. Eles picam durante o dia e à noite. Modos menos comuns de transmissão incluem a transmissão vertical, que é a transmissão de mãe para filho durante a gravidez ou no nascimento. A transmissão através de produtos sanguíneos infectados e através da doação de órgãos também é teoricamente possível durante os períodos de surto, embora nenhum caso tenha sido documentado até agora.

A Chikungunya está relacionada com os mosquitos, os seus ambientes e o comportamento humano. A adaptação dos mosquitos às alterações climáticas do Norte de África, há cerca de 5.000 anos, fê-los procurar ambientes onde os seres humanos armazenavam água. Durante os períodos epidémicos, os seres humanos são o reservatório do vírus, uma vez que, no início da infeção aguda, estão presentes no sangue grandes quantidades de vírus, que podem ser transmitidos de um ser humano virémico para um mosquito e de novo para um ser humano. Em teoria, o vírus poderia ser transmitido através de uma transfusão de sangue, mas até à data não há relatos conhecidos de tal facto. Noutras ocasiões, os macacos, as aves e outros vertebrados serviram de reservatórios.

Foram descritos três genótipos deste vírus, cada um com um genótipo e um carácter antigénico distintos: Os genótipos da África Ocidental, da África Oriental/Central/Sul e da Ásia.

O Chikungunya é transmitido através da picada de mosquitos Aedes, e a espécie A. aegypti foi identificada como o vetor mais comum, embora o vírus tenha sido recentemente associado a muitas outras espécies, incluindo o A. albopictus.

Fisiopatologia

O vírus chikungunya é transmitido aos seres humanos quando a picada de um mosquito infetado rompe a pele e introduz o vírus no organismo. A patogénese da infeção por chikungunya nos seres humanos é ainda pouco conhecida, apesar dos recentes surtos.Parece que, in vitro, o vírus chikungunya é capaz de se replicar em células epiteliais e endoteliais humanas, fibroblastos primários e macrófagos derivados de monócitos. A replicação viral é altamente citopática, mas suscetível ao interferão tipo I e II. In vivo, em estudos com células vivas, o vírus chikungunya parece replicar-se em fibroblastos, células progenitoras do músculo esquelético e miofibras.

A resposta do interferão de tipo 1 parece desempenhar um papel importante na resposta do hospedeiro à infeção por chikungunya. Após a infeção por chikungunya, os fibroblastos do hospedeiro produzem interferão alfa e beta do tipo 1 (IFN-α e IFN-β). Em estudos com ratos, a deficiência de INF-1 em ratos expostos ao vírus provoca um aumento da morbilidade e da mortalidade. Os componentes a montante específicos do chikungunya da via do interferão do tipo 1 envolvidos na resposta do hospedeiro à infeção por chikungunya são ainda desconhecidos.

Na fase aguda da chikungunya, o vírus está tipicamente presente nas áreas onde se manifestam os sintomas, especificamente nos músculos esqueléticos e nas articulações. Na fase crónica, sugere-se que a persistência viral (a incapacidade do organismo para se livrar completamente do vírus), a falta de eliminação do antigénio, ou ambos, contribuem para a dor nas articulações.

Os níveis elevados de citocinas específicas têm sido associados a uma doença aguda mais grave: interleucina-6 (IL-6), IL-1β, proteína quimioatraente de monócitos 1 (MCP-1), monocina induzida por interferão gama (MIG) e proteína 10 induzida por interferão gama (IP-10).As citocinas também podem contribuir para a doença crónica causada pelo vírus Chikungunya, uma vez que a dor persistente nas articulações tem sido associada a níveis elevados de ıL-6 e do fator estimulador de colónias de granulócitos e macrófagos (GM-CSF). No entanto, existem poucas provas que associem a doença crónica provocada pelo vírus Chikungunya ao desenvolvimento de autoimunidade.

Após a picada de um mosquito Aedes infetado, o CHIKV é injetado na derme e visa localmente o tecido conjuntivo, as células epiteliais e os fibroblastos, onde ocorre a replicação viral. Além disso, durante a fase virémica (≤5-7 dias), os monócitos circulantes são responsáveis pela disseminação na corrente sanguínea. Os locais de infeção secundária incluem os músculos e as articulações, onde os fibroblastos são as principais células-alvo. O CHIKV também pode ser identificado nas células epiteliais e endoteliais de muitos órgãos, particularmente no fígado, baço e cérebro. A fase aguda da infeção é caracterizada por uma forte resposta de interferão de tipo I por fibroblastos infectados e outros tipos de células. Esta resposta é geralmente de curta duração, sendo principalmente limitada à fase virémica, e pode ser mais pronunciada em bebés. A imunidade adaptativa contra o CHIKV é menos bem compreendida e só se desenvolve após a primeira semana, quando a replicação viral foi limitada pela imunidade inata. As imunoglobulinas específicas do CHIKV protegem contra a infeção, mas tanto as células B como as células T podem contribuir para a patogénese e para a doença articular a longo prazo.

Apresentação clínica

O período de incubação do vírus chikungunya varia entre um e doze dias, sendo mais frequente entre três e sete dias. A doença pode ser assintomática, mas geralmente não o é, uma vez que 72% a 97% das pessoas infectadas desenvolverão sintomas. Os sintomas característicos incluem um início súbito com febre alta, dores nas articulações e erupção cutânea.

A febre de Chikungunya pode resultar numa fase crónica, bem como numa fase de doença aguda. Na fase aguda, foram identificadas duas fases: uma fase viral durante os primeiros cinco a sete dias, durante a qual ocorre viremia, seguida de uma fase de convalescença que dura aproximadamente dez dias, durante a qual os sintomas melhoram e o vírus não pode ser detectado no sangue.

Normalmente, a doença começa com uma febre alta súbita que dura de alguns dias a uma semana e, por vezes, até dez dias. A febre é geralmente superior a 39 °C (102 °F) e, por vezes, atinge os 40 °C (104 °F) e pode ser bifásica - dura vários dias, cessa e depois regressa. A febre é tipicamente de alto grau, tanto em crianças como em adultos. Nas crianças, são frequentemente descritas convulsões febris, que ocorrem geralmente para além da faixa etária típica dos 6 meses aos 6 anos. Normalmente, estas convulsões duram 3-5 dias, com um máximo de 10 dias.

Quando o IgM, um anticorpo que é uma resposta à exposição inicial a um antigénio, aparece no sangue, a viremia começa a diminuir. No entanto, a dor de cabeça, a insónia e um grau extremo de exaustão permanecem, geralmente cerca de cinco a sete dias.

A seguir à febre, surgem fortes dores ou rigidez nas articulações, que normalmente duram semanas ou meses, mas que podem durar anos. A dor nas articulações pode ser debilitante, resultando frequentemente na quase imobilidade das articulações afectadas.

A mialgia, a artralgia e a artrite estão frequentemente presentes nos adultos com chikungunya, mas são menos frequentes nas crianças (entre 30% e 50% das crianças afectadas). A dor nas articulações é referida em 87-98% dos casos e ocorre quase sempre em mais do que uma articulação, embora o inchaço das articulações seja pouco frequente.

Normalmente, as articulações afectadas localizam-se nos braços e nas pernas e são afectadas simetricamente. É mais provável que as articulações sejam afectadas se tiverem sido previamente danificadas por doenças como a artrite. A dor ocorre mais frequentemente nas articulações periféricas, como os pulsos, os tornozelos e as articulações das mãos e dos pés, bem como em algumas das articulações maiores, normalmente os ombros, os cotovelos e os joelhos. O inchaço, sem outros sinais de sinovite, é normalmente registado com um padrão simétrico, distal e poliarticular. Outras manifestações reumáticas incluem tenossinovite, tendinite ou bursite nas fases aguda e subaguda (< dia 90). É agora amplamente reconhecido que, nos adultos, a artralgia pode persistir durante anos.As lesões cutâneas mais frequentes são as alterações pigmentares na zona centrofacial, o exantema maculopapular e as úlceras aftosas intertriginosas. O exantema está normalmente presente durante 5 dias, com hiperpigmentação por vezes a seguir ao exantema. Os bebés com menos de 6 meses de idade podem apresentar lesões cutâneas bolhosas extensas com bolhas que cobrem até 35% da superfície corporal.

Em mais de metade dos casos, a atividade normal é limitada por fadiga e dor significativas. Raramente, pode ocorrer inflamação dos olhos, sob a forma de iridociclite ou uveíte, e podem ocorrer lesões na retina, podendo ocorrer danos temporários no fígado.

Raramente, foram notificados distúrbios neurológicos associados ao vírus chikungunya, incluindo a síndrome de Guillain-Barré, paralisias, meningoencefalite, paralisia flácida e neuropatia.

Ao contrário da febre de dengue, a febre de chikungunya muito raramente causa complicações hemorrágicas. Os sintomas de hemorragia devem levar à consideração de diagnósticos alternativos ou co-infeção com febre de dengue ou hepatopatia congestiva coexistente.

Infeção perinatal

A infeção perinatal pelo CHIKV foi descrita pela primeira vez durante o surto da Reunião, em 2005. Embora a transmissão intra-uterina do CHIKV estivesse ausente ou fosse excecionalmente rara no início da gravidez, aumentou para cerca de 50% quando as mães estavam virémicas na semana imediatamente anterior ao parto. Os recém-nascidos infectados desenvolveram sintomas por volta do 4º dia de vida (intervalo: 3-7).Outras observações frequentes foram petéquias, trombocitopenia e linfopenia. As complicações incluem hemorragias intracerebrais, status epilepticus e falência de múltiplos órgãos, o que levou à ventilação mecânica num quarto dos recém-nascidos. O resultado a longo prazo dos sobreviventes é mau: metade das crianças apresentava um desempenho neurocognitivo diminuído aos 2 anos de idade.

Doença crónica

Observações durante epidemias recentes sugeriram que a chikungunya pode causar sintomas a longo prazo após a infeção aguda, o que foi designado por artralgia crónica induzida pelo vírus chikungunya.

Não foram encontrados marcadores de doença autoimune ou reumatoide em pessoas que relatam sintomas crónicos. No entanto, algumas evidências de seres humanos e modelos animais sugerem que a chikungunya pode ser capaz de estabelecer infecções crónicas no hospedeiro. O antigénio viral foi detectado numa biópsia muscular de uma pessoa que sofreu um episódio recorrente da doença três meses após o início inicial.

Prognóstico

Embora a febre de Chikungunya seja uma doença auto-remitente, foram notificados casos raros de complicações durante os principais surtos em doentes com comorbilidades (cardiovasculares, respiratórias, neurológicas), recém-nascidos, idosos e doentes imunocomprometidos. Os recém-nascidos são vulneráveis, uma vez que é possível transmitir verticalmente a febre de Chikungunya da mãe para o bebé durante o parto, o que resulta em elevadas taxas de morbilidade, uma vez que os bebés não têm um sistema imunitário totalmente desenvolvido.

A probabilidade de sintomas prolongados ou de dor crónica nas articulações aumenta com o aumento da idade e com a doença reumatológica prévia. A persistência de artralgias graves pode levar a incapacidade a longo prazo e à perda de dias de trabalho, pelo que se estima que o peso na economia em termos de perda de produtividade e de rendimento seja significativo.

Foi também notificada a infeção intra-uterina em mulheres grávidas com transmissão vertical.

As pessoas com mais de 65 anos, os recém-nascidos e as pessoas com problemas médicos crónicos subjacentes têm maior probabilidade de sofrer complicações graves.

A taxa de mortalidade da chikungunya é ligeiramente inferior a 1 em 1000.

Diagnóstico

O diagnóstico da Chikungunya baseia-se em critérios clínicos, epidemiológicos e laboratoriais. No entanto, é importante ter em conta que podem surgir casos em locais onde a Chikungunya não é endémica. Clinicamente, o aparecimento agudo de febre alta e dores fortes nas articulações leva à suspeita de Chikungunya.Os critérios epidemiológicos consistem em saber se o indivíduo viajou ou passou algum tempo numa área em que a chikungunya está presente nos últimos doze dias (o potencial período de incubação).Durante os primeiros 5 dias de infeção, o vírus pode ser encontrado no sangue através da reação em cadeia da polimerase com transcriptase reversa (RT-PCR). Em amostras obtidas mais tarde, os ensaios de imunoabsorção enzimática podem confirmar a presença de anticorpos IgM e/ou IgG anti-chikungunya.Os anticorpos IgM aparecem entre os dias 2 e 7 após o início da doença,enquanto os anticorpos IgG são frequentemente detectados após a primeira semana de doença.A Organização Mundial de Saúde recomenda,por isso,a realização de testes serológicos e virológicos em amostras colhidas durante a primeira semana após o início dos sintomas. Os anticorpos IgM atingem o seu pico 3-5 semanas após o início dos sintomas e depois diminuem 2 meses mais tarde, mas podem ainda persistir durante anos. Pensa-se que os anticorpos IgG podem ser detectados durante toda a vida.

Critérios de diagnóstico da febre de Chikungunya

A definição de caso da febre de Chikungunya proposta pelo Gabinete Regional da Organização Mundial de Saúde (OMS) para o Sudeste Asiático é discutida abaixo:

Caso suspeito:

Um caso suspeito envolve um doente que apresenta um início agudo de febre, geralmente com arrepios/rigores, que dura 3-5 dias, com dor em várias articulações/inchaço das extremidades que pode continuar durante semanas a meses.

Caso provável:

Um caso provável é caracterizado por condições que apoiam um caso suspeito (como acima), juntamente com uma das seguintes condições:

- Historial de viagens ou residência em zonas onde se registaram surtos
- Capacidade de excluir a malária, a dengue e qualquer outra causa conhecida de febre com dores nas articulações

Caso confirmado:

A febre de Chikungunya é confirmada no doente se este apresentar uma ou mais das seguintes características

independentemente da apresentação clínica:

- Isolamento do vírus em culturas celulares ou inoculações animais a partir de soros em fase aguda
- Presença de ácido ribonucleico (ARN) viral em soros de fase aguda, determinada por RT-PCR
- Presença de anticorpos IgM específicos do vírus numa única amostra de soro na fase aguda ou aumento de 4 vezes no título de anticorpos IgG específicos do vírus em amostras colhidas com um intervalo de pelo menos 3 semanas

Atualmente, não existe uma forma específica de testar os sinais e sintomas crónicos associados à febre de Chikungunya, embora os resultados laboratoriais inespecíficos, como a proteína C-reactiva e as citocinas elevadas, possam estar correlacionados com a atividade da doença.

Diagnóstico diferencial

O diagnóstico diferencial do doente febril com viagem recente ou residência em zonas tropicais é amplo e deve incluir malária, dengue, febre tifoide, gripe, hepatite, leptospirose e infeção por rickettsias. A este respeito, os sinais clínicos, incluindo artralgia e erupção cutânea, não podem ser utilizados de forma fiável para distinguir entre dengue e chikungunya. Além disso, a trombocitopenia é mais frequentemente observada em doentes com dengue; no entanto, até 50% das crianças com chikungunya também apresentam trombocitopenia ligeira.

Gestão

Atualmente, não existe tratamento específico para a chikungunya, sendo recomendados cuidados de suporte e o tratamento sintomático da febre e do inchaço das articulações inclui a utilização de anti-inflamatórios não esteróides (AINE), como o naproxeno, analgésicos não aspirínicos, como o paracetamol (acetaminofeno) e líquidos. Apesar dos efeitos anti-inflamatórios, os corticosteróides não são recomendados durante a fase aguda da doença, uma vez que podem causar imunossupressão e agravar a infeção.

O tratamento também se centra numa hidratação adequada. Embora os sintomas dos doentes com dores articulares persistentes possam ser difíceis de gerir, os AINEs, juntamente com os corticosteróides ou o metotrexato, têm sido utilizados com sucesso em adultos após o fago agudo. A ribavirina também demonstrou melhorar a artralgia/artrite crónica em alguns doentes adultos, mas o seu benefício na infeção pediátrica aguda permanece desconhecido.

A imunoterapia passiva tem benefícios potenciais no tratamento da Chikungunya. A imunoterapia passiva envolve a administração de anticorpos intravenosos humanos hiperimunes anti-CHIKV (imunoglobulinas) a pessoas expostas a um risco elevado de infeção por chikungunya. Não existe atualmente nenhum tratamento antiviral para o vírus chikungunya, embora os testes tenham demonstrado que vários medicamentos são eficazes in vitro.

Monitorização a longo prazo

As artralgias resolvem-se espontaneamente no prazo de 3 semanas em cerca de 70% dos doentes. No entanto, podem persistir durante 3-6 meses em 30% dos doentes, durante 20 meses em 15% e durante 3-5 anos em 12%. Os doentes idosos e os doentes com doenças reumatológicas prévias correm um maior risco de poliartrite crónica, tenossinovite e bursite. Bouquillard et al. relataram o possível desmascaramento ou a ocorrência de artrite reumatoide em doentes infectados com o vírus Chikungunya. Os doentes com artrite crónica podem necessitar de um acompanhamento a longo prazo com especialistas em doenças infecciosas e em reumatologia.

Prevenção

Dado que não existe um tratamento específico nem uma vacina aprovada, os meios de prevenção mais eficazes são a proteção contra o contacto com os mosquitos transmissores da doença e o controlo das populações de mosquitos através da limitação do seu habitat. Os métodos de proteção contra o contacto com os mosquitos incluem a utilização de repelentes de insectos com substâncias como o DEET, a icaridina, o PMD (p-mentano-3,8-diol, uma substância derivada do eucalipto limão) ou o IR3535.No entanto, a crescente resistência aos insecticidas representa um desafio para os métodos de controlo químico. O uso de mangas compridas e calças à prova de picadas também oferece proteção, e o vestuário pode ser tratado com piretróides, uma classe de insecticidas que tem frequentemente propriedades repelentes. No caso dos mosquitos A. aegypti e A. albopictus, que são activos durante o dia, o seu efeito é limitado, uma vez que muitos dos contactos entre os mosquitos e os seres humanos ocorrem ao ar livre.

Vacina

Um ensaio de vacina de fase II utilizou um vírus vivo atenuado, que desenvolveu resistência viral em 98% das pessoas testadas ao fim de 28 dias e 85% ainda apresentavam resistência ao fim de um ano. Mesmo com uma vacina, o controlo da população de mosquitos e a prevenção de picadas serão necessários para controlar a doença de chikungunya.

Resposta da Organização Mundial de Saúde (OMS).

A OMS reage à chikungunya com:

- Formulação de planos de gestão de surtos baseados em provas
- prestar apoio técnico e orientação aos países para uma gestão eficaz dos casos e dos surtos
- apoiar os países a melhorar os seus sistemas de informação
- formação em gestão clínica, diagnóstico e controlo de vectores a nível regional com alguns dos seus centros colaboradores
- publicar orientações e manuais sobre a gestão de casos e o controlo de vectores para os Estados-Membros.

Perspectivas futuras

A febre de Chikungunya é uma doença emergente a nível mundial com várias questões intrigantes e sem resposta, tais como a razão para a ocorrência de grandes surtos súbitos e rápidos com intervalos sem doença, o modo de sobrevivência ou manutenção do vírus na natureza entre epidemias, os factores que desencadeiam os surtos e as substituições de estirpes durante os surtos. É necessária mais investigação para compreender a epidemiologia e a história natural desta doença. Até lá, deve ser implementada a prevenção e o controlo dos vectores a nível pessoal e comunitário. Está em curso a investigação para o desenvolvimento de uma vacina de vírus vivo e de vírus atenuado contra o vírus Chikungunya. No entanto, atualmente, não existem vacinas disponíveis.

Referências

1 . Centros de Controlo e Prevenção de Doenças (CDC) "Febre de Chikungunya diagnosticada entre viajantes internacionais - Estados Unidos, 2005-2006". MMWR Morb. MortalWkly. Rep. 2006.**55**(38):1040-2.

2 . Robinson MC. "Uma epidemia de doença viral na Província do Sul, Território de Tanganica, em 1952-53. I. Características clínicas". Trans. R. Soc. Trop. Med. Hyg.1955.**49** (1): 28-32.

3 . Lumsden WH "Uma epidemia de doença viral na Província do Sul, Território de Tanganica, em 1952-53. II. Descrição geral e epidemiologia". Trans. R. Soc. Trop. Med. Hyg.1955.**49** (1): 33-57.

4 .Benjamin M(2008). "Chikungunya NÃO é uma palavra suaíli, é da língua makonde!"http://kamusi.org/chikungunya

5 . Carey DE. "Chikungunya e dengue: um caso de identidade errada? "J Hist Med Allied Sci. 1971.**26** (3): 243-62.

6 . Cherian SS, Walimbe AM, Jadhav SM, et al. "Taxas evolutivas e comparação de escala de tempo dos vírus Chikungunya inferidos a partir de todo o genoma/E1 gene com referência especial ao surto de 2005-07

no subcontinente indiano". Infect. Genet. Evol.2009. **9** (1): 16-23.

7 . Mohan A. Chikungunya fever: clinical manifestations and management (Febre de Chikungunya: manifestações clínicas e tratamento). Indian J Med Res 2006; **124**: 471-474.

8 Lahariya C, Pradhan SK. Emergência da infeção por chikungunya na Índia após 32 anos: uma revisão. J Vect Borne Dis 2006; 43: 151-160.

9. surto e propagação de chikungunya. Registo epidemiológico semanal da OMS 2007; **82**: 409-416.

10 Yergolkar PN, Tandale BV, Arankalle VA et al. Surtos de Chikungunya causados por genótipos africanos, Índia. Emerging Infect Dis 2006; **12**: 1580- 1583.

11 . Seppa, Nathan. "Chikungunya está em movimento".Science News. 2 de junho de 2015. Recuperado em 13 de junho de 2015.

12 . Poh Lisa N F, Sam I C, Loong S K, et al. "Caracterização genotípica e fenotípica do vírus Chikungunya de diferentes genótipos da Malásia". PLoS ONE.2012. **7** (11): e50476. ISSN 1932-6203.

13 Powers AM, Logue CH. "Mudança de padrões do vírus chikungunya: reemergência de um arbovírus zoonótico". J.Gen.Virol.2007. **88** (Pt9):2363-77

14 Weaver S C, Lecuit M. "Chikungunya Virus and the Global Spread of a Mosquito-Borne Disease".New England Journal of Medicine.2005.**372** (13):1231-1239. .

15 Burt FJ, Rolph M S, Rulli N E, et al. "Chikungunya: um vírus reemergente".The Lancet.2012. **379** (9816): 662-671.

16 Lahariya C, Pradhan SK. "Emergência do vírus chikungunya no subcontinente indiano após 32 anos: A review". J Vetor Borne Dis. 2006. **43** (4): 151-60

17 Schuffenecker I, Iteman I, Michault A, et al. "Genome microevolution of chikungunya viruses causing the Indian Ocean outbreak". PLoS Med.2006. **3** (7): e263.

18 Tsetsarkin KA, Vanlandingham DL, McGee CE, et al. "A Single Mutation in Chikungunya Virus Affects Vetor Specificity and Epidemic Potential" [Uma única mutação no vírus Chikungunya afecta a especificidade do vetor e o potencial epidémico]. PLoS Pathog.2007. **3** (12): e201

19.http://g1.globo.com/bahia/noticia/2015/04/identificado-virus-causador-de-doenca-misteriosa-em-salvador-e-rms.html

20 Weaver S C, Osorio, J E, Livengood J A, et al. "Vírus Chikungunya e perspectivas de uma vacina". Revisão especializada de vacinas.2012.**11** (9): 1087-1101.

21 Powers AM, Brault AC, Shirako Y, et al. "Evolutionary relationships and systematics of the alphaviruses". Journal of Virology . 2001.**75** (21): 10118-31.

22 . "Agentes patogénicos prioritários das categorias A, B e C do NIAID". Recuperado em 1 de janeiro de 2014.

23 Morrison TE. "Reemergência do vírus Chikungunya". Journalof Virology.2014. **88** (20): 11644-11647.

24 . Ng LC, Hapuarachchi HC. "Traçando o caminho do vírus Chikungunya - evolução e adaptação". Infect. Genet. Evol.2010. **10** (7): 876- 85.

25 . Powers AM, Brault AC, Tesh RB, Weaver SC. "Re-emergência dos vírus Chikungunya e O'nyong-nyong: provas de linhagens geográficas distintas e relações evolutivas distantes". J. Gen. Virol.2000. **81**: 471-9.

26 . Ozden S, Huerre M, Riviere JP, et al. "Células satélites do músculo humano como alvos da infeção pelo vírus Chikungunya". PLoS ONE. 2007.**2** (6): e527.

27 Schilte C, Couderc T, Chretien F, et al. "Type I IFN controls chikungunya virus via its action on nonhematopoietic cells. "The Journal of Experimental Medicine. 2010. **207** (2): 429-42.

28 Rohatgi A, Corbo JC, Monte K, et al. "A infeção das miofibras contribui para o aumento da patogenicidade durante a infeção com uma estirpe epidémica do vírus Chikungunya". Journal of Virology. 2013. **88** (5): 241425.

29 Schilte C, Couderc T, Chretien F, et al. "Type I IFN controls chikungunya virus via its action on nonhematopoietic cells". J. Exp. Med.2010. **207** (2): 429-42.

30 Couderc T, Chrétien F, Schilte C, et al. "A mouse model for Chikungunya: young age and inefficient type-I interferon signaling are risk factors for severe disease". PLoS Pathog.2008.**4** (2):e29.

31 .Partidos CD, Weger J, Brewoo J, et al. "Probing the attenuation and protective efficacy of a candidate chikungunya virus vaccine in mice with compromised interferon (IFN) signaling". Vaccine.2011.**29** (16): 3067-73.

32 White LK, Sali T, Alvarado D, et al. "O vírus Chikungunya induz a ativação da imunidade inata dependente de IPS-1 e o encerramento da tradução independente da proteína quinase R". J. Virol.2011 **85** (1): 606-20.

33 Schwartz O, Albert ML. Biologia e patogénese do vírus chikungunya. Nat Rev Microbiol.2010; **8**:491-500

34 Thiberville SD, Moyen N, Dupuis-Maguiraga L, et al. "Chikungunya fever: Epidemiologia, síndrome clínica, patogénese e terapia". Investigação Antiviral. 2013. **99** (3): 345-370

35 Lee N, Wong CK, Lam WY et al. Febre de Chikungunya, Hong Kong. Emerging Infect Dis. 2006; **12**: 17901792.

36 Sebastian MR, Lodha R, Kabra SK. Infeção por Chikungunya em crianças. Indian J Pediatr. 2009; **76**:185189

37 Chhabra M, Mittal V, Bhattacharya D, Rana U, Lal S. "Chikungunya fever: a re-emerging viral infection". Indian J Med Microbiol.2008. **26** (1):5-12

38 .Capeding MR, Chua MN, Hadinegoro SR et al. "Dengue e outras causas comuns de doença febril aguda na Ásia: um estudo de vigilância ativa em crianças. "PLoS neglected tropical diseases.2013. **7**(7): e2331.

39 Robin S, Ramful D, Zettor J, et al. Lesões cutâneas bolhosas graves associadas à infeção pelo vírus Chikungunya em bebés pequenos. Eur J Pediatr. 2010; **169**:67-72

40 Powers AM,Logue CH. "Changing patterns of chikungunya virus:re-emergence of a zoonotic arbovirus". J. Gen. Virol.2007. **88**: 2363- 77.

41 Mahendradas P, Ranganna SK, Shetty R, et al. "Ocular manifestations associated with chikungunya". Ophthalmology.2008. **115** (2): 287-91.

42 Simon F, Javelle E,Oliver M et al. "Infeção pelo vírus Chikungunya".Current Infectious Disease Reports. 2011.**13** (3): 218-228.

43 Ramful D, Carbonnier M, Pasquet M, et al. Transmissão de mãe para filho da infeção pelo vírus Chikungunya. Pediatr Infect Dis J. 2007; **26**:811-815

44 Gérardin P, Sampériz S, Ramful D, et al. Resultado neurocognitivo das crianças expostas à infeção perinatal de mãe para filho pelo vírus Chikungunya: o estudo de coorte CHIMERE na Ilha da Reunião. PLoS Negl Trop Dis. 2014; **8**:e2996

45 MacFadden D R, Bogoch I L[11] Chikungunya". Jornal da Associação Médica Canadiana. 2014.**186** (10): 775-775.

46 Parashar D, Cherian S. "Antiviral Perspectives for Chikungunya Virus". BioMed Research International. **2014**: 1-11. ISSN 2314-6133.

47 Caglioti C, Lalle E, Castilletti C, et al. "Infeção pelo vírus Chikungunya: uma visão geral. "The new microbiologica.2013. **36** (3): 211-27.

48 Gérardin P, Fianu A, Michault A, et al. "Predictors of Chikungunya rheumatism: a prognostic survey ancillary to the TELECHI cohort study. "Arthritis Research & Therapy. 2013. **15** (1): R9.

49 .Manimunda SP, Vijayachari P, Uppoor R,et al. "Clinical progression of chikungunya fever during acute and chronic arthritic stages and the changes in joint morphology as revealed by imaging. "Transactions of the Royal Society of Tropical Medicine and Hygiene.2010.**104** (6):392-9.

50 Gerardin P, Samperiz S, Ramful D, et al. Resultados neurocognitivos de crianças expostas à infeção perinatal de mãe para filho pelo vírus Chikungunya: O Estudo de Coorte CHIMERE na Ilha da Reunião. PLoS Negl Trop Dis. 2014.**8**(7):e2996. [Medline]

51 .Morrison TE. "Reemergência do vírus Chikungunya[11] Journal of Virology.2014. **88** (20): 11644-11647.

52 Krishnamoorthy K, Harichandrakumar KT, Krishna Kumari A, Das LK. Burden of chikungunya in India: estimates of disability adjusted life years (DALY) lost in 2006 epidemic. J Vetor Borne Dis. 2009.**46**(1):26-35. [Medline].

53 Gerardin P, Barau G, Michault A, et al. Estudo prospetivo multidisciplinar das infecções do vírus

chikungunya de mãe para filho na ilha da Reunião. PLoS Med. 2008.**18**.5(3):e60.[Medline].

54 Mavalankar D, Shastri P, Bandyopadhyay T, et al. "Increased Mortality Rate Associated with Chikungunya Epidemic, Ahmedabad, India". Emerging Infectious Diseases (Doenças Infecciosas Emergentes). 2008.**14** (3): 412-5.

55 Infecções pelo vírus Chikungunya[1] LNew England Journal of Medicine.2007.**373**:93-95. doi:10.1056/NEJMc1505501.

56 Organização Mundial de Saúde, Gabinete Regional para o Sudeste Asiático. Proposta de definição de caso de febre de Chikungunya. Disponível em http://www.searo.who.int/entity/emerging disease/topics/Def Chikungunya Fever. pdf. Acedido: 7 de agosto de 2014.

57 .Schilte C, Staikowsky F, Couderc T, et al. "Artralgia de longa duração associada ao vírus Chikungunya: um estudo longitudinal prospetivo de 36 meses." PLoS doenças tropicais negligenciadas.2013. **7** (3):e2137

58 Laoprasopwattana K, Kaewjungwad L, Jarumanokul R, et al. Diagnóstico diferencial de Chikungunya, infeção viral por dengue e outras doenças febris agudas em crianças. Pediatr Infect Dis J. 2012; **31**:459-463

59 Centro Europeu de Prevenção e Controlo das Doenças (ECDC), recuperado em 2013-12-17.

60 . "Dados provisórios de 2016 para os Estados Unidos".CDC.20 de setembro de 2016.Recuperado em 26 de setembro de 2016.

61 Couderc T, Khandoudi N, Grandadam M, et al. "Prophylaxis and therapy for Chikungunya virus infection. "The Journal of Infectious Diseases.2009. **200** (4): 516-23

62 Thiberville S D, Moyen N, Dupuis-Maguiraga L, et al. "Febre de Chikungunya: Epidemiologia, síndrome clínica, patogénese e terapia".Antiviral Research.2013. **99** (3): 345-370.

63 Bouquillard E, Combe B. Rheumatoid arthritis after Chikungunya fever: a prospective follow-up study of 21 cases. Ann Rheum Dis. 2009. **68**(9):1505-6. [Medline]

64 Edelman R, Tacket CO, Wasserman SS, et al. "Estudo de segurança e imunogenicidade de fase II da vacina viva contra o vírus chikungunya TSI-GSD-218".Am.J.Trop.Med. Hyg.2000.**62** (6): 681-5.

65 . Morens DM, Fauci ASJ[1] Chikungunya à porta - o mesmo de sempre? "The New England Journal of Medicine.2014.**371** (10): 885-7.

66 . "Chikungunya Fact sheet". OMS. abril de 2016. Recuperado em 26 de setembro de 2016

67 Roth A, Hoy D, Horwood PF, et al. Preparação para a ameaça de chikungunya no Pacífico. Emerg Infect Dis. 2014. **20**:8:[Medline]

68 . Weger-Lucarelli J, Chu H, Aliota MT, et al. Uma nova vacina contra o vírus Chikungunya vetorizada por MVA provoca imunidade protetora em camundongos. PLoS Negl Trop Dis.2014. **8**(7):e2970. [Medline]

Dengue

Introdução

A dengue é uma doença viral transmitida por mosquitos que se propagou rapidamente em todas as regiões do mundo nos últimos anos. É causada pelo vírus da dengue. A dengue ligeira provoca febre alta, erupção cutânea e dores musculares e articulares. A forma grave da dengue, também designada por febre hemorrágica da dengue, pode provocar hemorragias graves, um choque súbito e a morte.Os sintomas começam normalmente 3 a 14 dias após a infeção, podendo incluir febre alta, dores de cabeça, vómitos, dores musculares e articulares e uma erupção cutânea caraterística. A recuperação demora geralmente menos de 2 a 7 dias. Numa pequena percentagem de casos, a doença evolui para a febre hemorrágica do dengue, que pode ser fatal, provocando hemorragias, níveis baixos de plaquetas sanguíneas e extravasamento de plasma sanguíneo, ou para a síndrome de choque do dengue, em que ocorre uma pressão arterial perigosamente baixa. À medida que fomos compreendendo esta doença, a fluidoterapia tornou-se o aspeto mais importante no tratamento da dengue. Em 2009, a Organização Mundial de Saúde (OMS) publicou novas directrizes para o tratamento da dengue e, em 2012, a OMS publicou directrizes abrangentes revistas.

História

O primeiro registo de um caso de provável dengue consta de uma enciclopédia médica chinesa da dinastia Jin (265-420 d.C.), que se referia a um "veneno da água" associado a insectos voadores. O vetor primário, o Aedes aegypti, espalhou-se para fora de África entre os séculos XV e XIX, em parte devido ao aumento da globalização secundária ao comércio de escravos. Há descrições de epidemias no século XVII, mas os primeiros relatos mais plausíveis de epidemias de dengue são de 1779 e 1780, quando uma epidemia varreu a Ásia, a África e a América do Norte. Desde essa altura até 1940, as epidemias eram pouco frequentes. Em 1906, a transmissão pelos mosquitos Aedes foi confirmada e, em 1907, a dengue foi a segunda doença (depois da febre amarela) que se demonstrou ser causada por um vírus. Investigações posteriores de John Burton Cleland e Joseph Franklin Siler completaram a compreensão básica da transmissão da dengue.

A propagação acentuada da dengue durante e após a Segunda Guerra Mundial foi atribuída a perturbações ecológicas. As mesmas tendências também levaram à disseminação de diferentes serotipos da doença para novas áreas e ao aparecimento da febre hemorrágica do dengue. Esta forma grave da doença foi registada pela primeira vez nas Filipinas em 1953; na década de 1970, tinha-se tornado uma das principais causas de mortalidade infantil e tinha surgido no Pacífico e nas Américas. A febre hemorrágica da dengue e a síndrome de choque da dengue foram registadas pela primeira vez na América Central e do Sul em 1981, quando o DENV-2 (uma das cinco estirpes) foi contraído por pessoas que tinham sido previamente infectadas com o DENV-1 (uma das cinco estirpes) vários anos antes. Dizia-se que os escravos das Índias Ocidentais que contraíam dengue tinham a postura e o andar de um dândi, e a doença era conhecida como "febre do dândi". O termo "febre dos ossos quebrados" foi aplicado pelo médico e fundador dos Estados Unidos Benjamin Rush, num relatório de 1789 sobre a epidemia de 1780 em Filadélfia. No título do relatório, ele usou o termo mais formal "febre remitente biliosa". O termo dengue só passou a ser usado em geral depois de 1828. Outros termos históricos incluem "febre do coração partido" e "la dengue". Os termos para doença grave incluem "púrpura trombocitopénica infecciosa" e "febre hemorrágica das Filipinas", "tailandesa" ou "febre hemorrágica de Singapura".

Epidemiologia

A dengue é comum em mais de 110 países. As regiões de alto risco de contrair dengue são a América Central, a América do Sul, as Caraíbas e a Ásia tropical; mais especificamente - o norte da Argentina, o norte da Austrália, a totalidade do Bangladesh, Barbados, Bolívia, Brasil, Camboja, Costa Rica, República Dominicana, Guatemala, Guiana, Honduras, Índia, Indonésia, Jamaica, Laos, Malásia, México, Micronésia, Paquistão, Panamá, Paraguai, Filipinas, Porto Rico, Samoa, Singapura, Sri Lanka, Suriname, Taiwan, Tailândia, Trindade, Venezuela e Vietname e, cada vez mais, no sul da China.

Em muitas partes das regiões tropicais e subtropicais, a dengue é endémica, geralmente durante uma estação em que as populações de mosquitos Aedes são elevadas, frequentemente quando a precipitação é óptima para a reprodução. No entanto, estas zonas estão também sujeitas a um risco periódico de dengue epidémico, quando um grande número de pessoas é infetado durante um curto período de tempo. As epidemias de dengue requerem a coincidência de um grande número de mosquitos vectores, um grande número de pessoas sem imunidade a um dos quatro tipos de vírus (DENV 1, DENV 2, DENV 3, DENV 4) e a oportunidade de contacto entre os dois. Em 2015, foram notificados 2,35 milhões de casos de dengue só nas Américas, dos quais 10 200 casos foram diagnosticados como dengue grave, causando 1181 mortes. O número de casos notificados aumentou de 2,2 milhões em 2010 para 3,2 milhões em 2015. O ano de 2015 foi caracterizado por grandes surtos de dengue em todo o mundo, com as Filipinas a notificarem mais de 169 000 casos e a Malásia a ultrapassar os 111 000 casos suspeitos de dengue, o que representa um aumento de 59,5% e 16% no número de casos em relação ao ano anterior, respetivamente. Só o Brasil registou mais de 1,5 milhões de casos em 2015, cerca de 3 vezes mais do que em 2014. Também em 2015, Delhi, na Índia, registou o seu pior surto desde 2006, com mais de 15 000 casos.

As infecções são mais frequentemente adquiridas no meio urbano. Nas últimas décadas, a expansão de aldeias, vilas e cidades nas áreas em que é comum e a maior mobilidade das pessoas aumentaram o número de epidemias e de vírus em circulação. As taxas de dengue aumentaram 30 vezes entre 1960 e 2010. Acredita-se que este aumento se deve a uma combinação de urbanização, crescimento populacional, aumento das viagens internacionais e aquecimento global. A infeção por dengue é a segunda causa de febre diagnosticada entre os viajantes que regressam do mundo em desenvolvimento, atrás apenas da malária. É a doença viral mais comum transmitida por artrópodes e tem uma carga de doença estimada em 1.600 anos de vida ajustados por incapacidade por milhão de habitantes. A Organização Mundial de Saúde considera a dengue como uma das dezassete doenças tropicais negligenciadas.

Como a maioria dos arbovírus, o vírus da dengue é mantido na natureza em ciclos que envolvem vectores sugadores de sangue preferenciais e hospedeiros vertebrados. Os vírus são mantidos nas florestas do Sudeste Asiático e de África através da transmissão das fêmeas dos mosquitos Aedes - de outras espécies que não o A. aegypti - para os seus descendentes e para os primatas inferiores. Nas cidades, o vírus é transmitido principalmente pelo A. aegypti, altamente domesticado. Nas zonas rurais, o vírus é transmitido aos seres humanos pelo A. aegypti e por outras espécies de Aedes, como o A. albopictus. Estas duas espécies expandiram a sua área de distribuição na segunda metade do século XX. Em todos os contextos, os primatas inferiores ou os seres humanos infectados aumentam consideravelmente o número de vírus da dengue em circulação, num processo designado por amplificação.

Etiologia

Existem quatro serotipos do vírus da dengue (DEN-V) que causam a febre da dengue, sendo todos eles transmitidos por uma espécie de mosquito conhecida como Aedes aegypti e, mais raramente, pelo mosquito Aedes albopictus. A infeção por um serótipo não protege contra os outros e as infecções sequenciais colocam as pessoas em maior risco de contrair a febre hemorrágica do dengue (FHD) e a síndrome do choque do dengue (SCD). O vírus da febre do dengue (DENV) é um vírus ARN da família Flaviviridae; género Flavivirus. Outros membros do mesmo género incluem o vírus da febre amarela, o vírus do Nilo Ocidental, o vírus da encefalite de St. Louis, o vírus da encefalite japonesa, o vírus da encefalite transmitida por carraças, o vírus da doença florestal de Kyasanur e o vírus da febre hemorrágica de Omsk. A maioria é transmitida por artrópodes (mosquitos ou carraças), pelo que também são designados por arbovírus (vírus transmitidos por artrópodes).

O genoma do vírus da dengue contém cerca de 11 000 bases nucleotídicas, que codificam os três tipos diferentes de moléculas de proteínas (C, prM e E) que formam a partícula do vírus e sete outros tipos de moléculas de proteínas (NS1, NS2a, NS2b, NS3, NS4a, NS4b, NS5) que se encontram apenas nas células hospedeiras infectadas e são necessárias para a replicação do vírus. Existem cinco estirpes do vírus, denominadas serotipos, das quais as quatro primeiras são designadas DENV-1, DENV-2, DENV-3 e DENV-4. O quinto tipo foi anunciado em 2013. A distinção entre os serotipos baseia-se na sua antigenicidade. A variação genética dos vírus da dengue é específica da região, o que sugere que o estabelecimento em novos territórios é relativamente infrequente, apesar de a dengue ter surgido em novas regiões nas últimas décadas.

Transmissão

A dengue é transmitida entre pessoas pelas várias espécies de mosquitos do género Aedes, principalmente o Aedes aegyptii- e o Aedes albopictus, que se encontram em todo o mundo. Em casos raros, a dengue pode ser transmitida em transplantes de órgãos ou transfusões de sangue de dadores infectados, e há provas de transmissão de uma mãe grávida infetada para o seu feto.Também foram registados outros modos de transmissão de pessoa para pessoa, mas são muito invulgares.Mas na grande maioria das infecções, a responsável é a picada de um mosquito.Estes mosquitos vivem normalmente entre as latitudes de 35° Norte e 35° Sul, abaixo de uma altitude de 1.000 metros (3.300 pés). Normalmente, picam de manhã cedo e ao fim da tarde, mas podem picar e, assim, propagar a infeção em qualquer altura do dia.

Os seres humanos são o principal hospedeiro do vírus, mas este também circula em primatas não humanos. Um mosquito fêmea que se alimenta de sangue de uma pessoa infetada com dengue, durante o período febril inicial de 2 a 10 dias, fica ele próprio infetado com o vírus nas células que revestem o seu intestino. Cerca de 8 a 10 dias depois, o vírus espalha-se para outros tecidos, incluindo as glândulas salivares do mosquito, sendo subsequentemente libertado na sua saliva. O vírus parece não ter qualquer efeito prejudicial no mosquito, que permanece infetado durante toda a vida. O Aedes aegypti está particularmente envolvido, uma vez que prefere depositar os seus ovos em recipientes de água artificiais, viver na proximidade de seres humanos e alimentar-se de pessoas em vez de outros vertebrados.

Os sintomas da infeção começam geralmente 4 a 7 dias após a picada do mosquito e duram normalmente 3 a 10 dias. Para que a transmissão ocorra, o mosquito tem de se alimentar de uma pessoa durante um período de 5 dias em que há grandes quantidades de vírus no sangue; este período começa normalmente um pouco antes de a pessoa se tornar sintomática. Algumas pessoas nunca apresentam sintomas significativos, mas podem ainda assim infetar os mosquitos. Depois de entrar no mosquito através da refeição de sangue, o vírus necessita de mais 8-12 dias de incubação antes de poder ser transmitido a outro ser humano. O mosquito permanece infetado durante o resto da sua vida, que pode ser de dias ou de algumas semanas. A dengue é transmitida por um vírus de cinco tipos diferentes; a infeção com um tipo dá geralmente imunidade vitalícia a esse tipo, mas apenas imunidade de curto prazo aos outros. Uma infeção subsequente com um tipo diferente aumenta o risco de complicações graves. Estão disponíveis vários testes para confirmar o diagnóstico, incluindo a deteção de anticorpos contra o vírus ou o seu ARN.

Patogénese

Quando um mosquito portador do vírus da dengue pica uma pessoa, o vírus penetra na pele juntamente com a saliva do mosquito. Liga-se aos glóbulos brancos e entra neles, reproduzindo-se no interior das células enquanto estas se deslocam pelo corpo. Os glóbulos brancos respondem produzindo uma série de proteínas de sinalização, como as citocinas e os interferões, que são responsáveis por muitos dos sintomas, como a febre, os sintomas semelhantes aos da gripe e as dores fortes. Na infeção grave, a produção do vírus no interior do organismo aumenta muito e muitos outros órgãos (como o fígado e a medula óssea) podem ser afectados. Devido à permeabilidade dos capilares, o fluido da corrente sanguínea vaza através da parede dos pequenos vasos sanguíneos para as cavidades do corpo. Como resultado, circula menos sangue nos vasos sanguíneos e a pressão arterial torna-se tão baixa que não consegue fornecer sangue suficiente aos órgãos vitais. Além disso, a disfunção da medula óssea devido à infeção das células estromais leva à redução do número de plaquetas, que são necessárias para uma coagulação sanguínea eficaz; isto aumenta o risco de hemorragia, a outra complicação importante da febre de dengue.

Uma vez dentro da pele, o vírus da dengue liga-se às células de Langerhans. O vírus entra nas células através da ligação entre as proteínas virais e as proteínas da membrana da célula de Langerhans, especificamente as lectinas do tipo C. A célula dendrítica desloca-se para o gânglio linfático mais próximo. Entretanto, o genoma do vírus é traduzido em vesículas ligadas à membrana no retículo endoplasmático da célula, onde o aparelho de síntese proteica da célula produz novas proteínas virais que replicam o ARN viral e começam a formar partículas virais. As partículas virais imaturas são transportadas para o aparelho de Golgi. Os novos vírus, agora maduros, são libertados por exocitose. Podem então entrar noutros glóbulos brancos, como os monócitos e os macrófagos.

A reação inicial das células infectadas é a produção de interferão, que desencadeia uma série de defesas contra a infeção viral através do sistema imunitário inato, aumentando a produção de um grande grupo de proteínas. Alguns serotipos do vírus da dengue parecem ter mecanismos para abrandar este processo. O interferão também ativa o sistema imunitário adaptativo, o que leva à geração de anticorpos contra o vírus, bem como de células T que atacam diretamente qualquer célula infetada com o vírus. São gerados vários anticorpos; alguns ligam-se estreitamente às proteínas virais e têm como alvo a fagocitose, mas outros ligam-se menos bem ao vírus e parecem, em vez disso, transportar o vírus para uma parte dos fagócitos onde não é destruído, mas é capaz de se replicar mais.

Factores de risco

A doença grave é mais frequente em bebés e crianças pequenas e, ao contrário de muitas outras infecções, é mais frequente em crianças relativamente bem nutridas. Outros factores de risco para a doença grave incluem o sexo feminino, um índice de massa corporal elevado e a carga viral. Embora cada serotipo possa causar todo o espetro da doença, a estirpe do vírus é um fator de risco. Pensa-se que a infeção com um serotipo produz imunidade vitalícia para esse tipo, mas apenas proteção a curto prazo contra os outros três. O risco de doença grave por infeção secundária aumenta se alguém previamente exposto ao serotipo DENV-1 contrair o serotipo DENV-2 ou DENV-3, ou se alguém previamente exposto ao DENV-3 adquirir o DENV-2.

Os polimorfismos em determinados genes têm sido associados a um risco acrescido de complicações graves do dengue.

Apresentação clínica

Como existem diferentes graus de gravidade da febre da dengue, os sintomas podem variar. Normalmente, as pessoas infectadas com o vírus da dengue são assintomáticas (80%) ou têm apenas sintomas ligeiros, como uma febre sem complicações. Outras têm uma doença mais grave (5%) e, numa pequena percentagem, esta ameaça a vida. O período de incubação varia entre 3 e 14 dias, mas na maioria das vezes é de 4 a 7 dias, pelo que é improvável que os viajantes que regressam de áreas endémicas tenham dengue se a febre ou outros sintomas começarem mais de 14 dias depois de chegarem a casa. As crianças apresentam frequentemente sintomas semelhantes aos da constipação comum e da gastroenterite e têm um maior risco de complicações graves, embora os sintomas iniciais sejam geralmente ligeiros mas incluam febre alta. Os sintomas característicos da dengue são febre de início súbito, dor de cabeça (normalmente localizada atrás dos olhos), dores musculares e articulares e erupção cutânea. O curso da infeção divide-se em três fases: febril, crítica e de recuperação. A fase febril envolve febre alta, potencialmente superior a 40 °C (104 °F), e está associada a dor generalizada e dor de cabeça; esta fase dura normalmente dois a sete dias. Podem também ocorrer náuseas e vómitos. A erupção cutânea ocorre em 50-80% das pessoas com sintomas no primeiro ou segundo dia, 4 dos sintomas como pele ruborizada, ou mais tarde no decurso da doença (dias 4-7), como uma erupção cutânea semelhante ao sarampo. Também foi observada uma erupção cutânea descrita como "ilhas de branco num mar de vermelho". Nesta altura, podem aparecer algumas petéquias que não desaparecem quando se pressiona a pele, assim como uma ligeira hemorragia das membranas mucosas da boca e do nariz.

Nalgumas pessoas, a doença evolui para uma fase crítica quando a febre desaparece. Durante este período, há extravasamento de plasma dos vasos sanguíneos, que normalmente dura um a dois dias. Também pode ocorrer disfunção orgânica e hemorragia grave, geralmente do trato gastrointestinal.O choque (síndrome do choque da dengue) e a hemorragia (febre hemorrágica da dengue) ocorrem em menos de 5% de todos os casos de dengue, no entanto, as pessoas que foram previamente infectadas com outros serotipos do vírus da dengue ("infeção secundária") correm um risco acrescido.

A fase de recuperação ocorre de seguida, com a reabsorção do líquido extravasado para a corrente sanguínea. A melhoria é muitas vezes notória e pode ser acompanhada de prurido intenso e de um ritmo cardíaco lento, podendo ocorrer outra erupção cutânea de aspeto maculopapular ou vasculítico, seguida de descamação da pele. Durante esta fase, pode ocorrer um estado de sobrecarga de líquidos que, se afetar o cérebro, pode provocar uma redução do nível de consciência ou convulsões.

Doença grave

Não é totalmente claro por que razão a infeção secundária com uma estirpe diferente do vírus da dengue coloca as pessoas em risco de contrair febre hemorrágica da dengue e síndrome de choque da dengue. A hipótese mais amplamente aceite é a do reforço dependente de anticorpos (ADE). O mecanismo exato subjacente ao ADE não é claro. Pode ser causado por uma ligação deficiente dos anticorpos não neutralizantes e pela entrega no compartimento errado dos glóbulos brancos que ingeriram o vírus para destruição. Suspeita-se que a ADE não seja o único mecanismo subjacente às complicações graves relacionadas com a dengue, e várias linhas de investigação implicaram um papel das células T e de factores solúveis, como as citocinas e o sistema do complemento.

A doença grave é marcada por problemas de permeabilidade capilar e de coagulação sanguínea desordenada, alterações que surgem associadas a um estado desordenado do glicocálix endotelial, que actua como um filtro molecular dos componentes sanguíneos.

Pensa-se que os capilares com fugas (e a fase crítica) são causados por uma resposta do sistema imunitário. Outros processos de interesse incluem células infectadas que se tornam necróticas - que afectam tanto a coagulação como a fibrinólise - e plaquetas baixas no sangue, também um fator de coagulação normal.

Complicações

Ocasionalmente, a dengue pode afetar vários outros sistemas do corpo, quer isoladamente, quer em conjunto com os sintomas clássicos da dengue. A diminuição do nível de consciência ocorre em 0,56% dos casos graves, o que pode ser atribuído quer à inflamação do cérebro pelo vírus, quer indiretamente, como resultado de uma perturbação de órgãos vitais, por exemplo, o fígado.

Outros distúrbios neurológicos foram relatados no contexto da dengue, como a mielite transversa e a síndrome de Guillain-Barré. A infeção do coração e a insuficiência hepática aguda são algumas das complicações mais raras.

Uma mulher grávida que desenvolva dengue pode correr um risco mais elevado de aborto espontâneo, bem como de baixo peso à nascença e de parto prematuro.

Prognóstico

A maioria das pessoas com dengue recupera sem quaisquer problemas. A taxa de mortalidade é de 15%, e menos de 1% com tratamento adequado; no entanto, as pessoas que desenvolvem uma pressão arterial significativamente baixa podem ter uma taxa de mortalidade de até 26%.

Diagnóstico

O diagnóstico da dengue é normalmente feito clinicamente, com base nos sintomas relatados e no exame físico; isto aplica-se especialmente em áreas endémicas. No entanto, pode ser difícil distinguir a doença inicial de outras infecções virais. O diagnóstico provável baseia-se na constatação de febre mais dois dos seguintes sintomas: náuseas e vómitos, erupção cutânea, dores generalizadas, contagem baixa de glóbulos brancos, teste do torniquete positivo ou qualquer sinal de alerta em alguém que viva numa zona endémica. Os sinais de alerta geralmente ocorrem antes do início da dengue grave. O teste do torniquete envolve a aplicação de uma braçadeira de pressão sanguínea entre a pressão dialóstica e a sistólica durante cinco minutos, seguida da contagem de quaisquer hemorragias petequiais; um número mais elevado torna o diagnóstico de dengue mais provável, sendo o limite superior a 10 a 20 por 1 polegada^2 (6,25 cm^2).

O diagnóstico deve ser considerado em qualquer pessoa que desenvolva febre nas duas semanas seguintes a ter estado nas regiões tropicais ou subtropicais. Pode ser difícil distinguir a dengue da chikungunya, uma infeção viral semelhante que partilha muitos sintomas e ocorre em regiões do mundo semelhantes à dengue. Muitas vezes, são efectuadas investigações para excluir outras doenças que causam sintomas semelhantes, como a malária, a leptospirose, a febre hemorrágica viral, a febre tifoide, a doença meningocócica, o sarampo e a gripe. A febre Zika também tem sintomas semelhantes aos da dengue.

A alteração mais precoce detetável nos exames laboratoriais é uma contagem baixa de glóbulos brancos, que pode ser seguida por plaquetas baixas e acidose metabólica. Um nível moderadamente elevado de aminotransferase (AST e ALT) do fígado está normalmente associado a plaquetas e glóbulos brancos baixos. Na doença grave, o extravasamento de plasma resulta em hemoconcentração (indicada por um aumento do hematócrito) e hipoalbuminemia. Os derrames pleurais ou a ascite podem ser detectados pelo exame físico quando são grandes, mas a demonstração de líquido na ecografia pode ajudar na identificação precoce da síndrome de choque da dengue. A síndrome de choque da dengue está presente quando a pressão de pulso desce para ≤ 20 mm Hg juntamente com colapso vascular periférico. O colapso vascular periférico é determinado em crianças através de um atraso no reenchimento capilar, ritmo cardíaco acelerado ou extremidades frias. Embora os sinais de alerta sejam um aspeto importante para a deteção precoce de uma potencial doença grave, a evidência de qualquer marcador clínico ou laboratorial específico é fraca.

Investigações laboratoriais

O diagnóstico da febre do dengue pode ser confirmado por testes laboratoriais microbiológicos, que podem ser efectuados através do isolamento do vírus em culturas celulares, da deteção de ácidos nucleicos por reação em cadeia da polimerase (PCR), da deteção de antigénios virais (como o NS1) ou de anticorpos específicos (serologia). O isolamento do vírus e a deteção de ácidos nucleicos são mais precisos do que a deteção de antigénios, mas estes testes não estão amplamente disponíveis devido ao seu custo mais elevado. A deteção de NS1 durante a fase febril de uma infeção primária pode ter uma sensibilidade superior a 90%, mas é apenas 60-80% em infecções subsequentes. Todos os testes podem ser negativos nas fases iniciais da doença. A PCR e a deteção do antigénio viral são mais precisas nos primeiros sete dias. Em 2012, foi introduzido um teste PCR que pode ser executado no equipamento utilizado para diagnosticar a gripe; é provável que este facto melhore o acesso ao diagnóstico baseado na PCR.

Estes testes laboratoriais só têm valor de diagnóstico durante a fase aguda da doença, com exceção da serologia. Os testes de anticorpos específicos do vírus da dengue, dos tipos IgG e IgM, podem ser úteis para confirmar o diagnóstico nas fases mais avançadas da infeção. Tanto o IgG como o IgM são produzidos após 5-7 dias. Os níveis mais elevados (títulos) de IgM são detectados após uma infeção primária, mas a IgM também é produzida na reinfeção. A IgM torna-se indetetável 30-90 dias após uma infeção primária, mas mais cedo após as reinfecções. A IgG, pelo contrário, permanece detetável durante mais de 60 anos e, na ausência de sintomas, é um indicador útil de infeção passada. Após uma infeção primária, a IgG atinge níveis máximos no sangue após 14-21 dias. Nas reinfecções subsequentes, os níveis atingem o pico mais cedo e os títulos são normalmente mais elevados. Tanto a IgG como a IgM conferem imunidade protetora ao serotipo infetante do vírus. Ao testar os anticorpos IgG e IgM, pode haver reatividade cruzada com outros flavivírus, o que pode resultar num falso positivo após infecções recentes ou vacinações com o vírus da febre amarela ou da encefalite japonesa. A deteção de IgG isolada não é considerada diagnóstica, a menos que sejam colhidas amostras de sangue com 14 dias de intervalo e seja detectado um aumento superior a quatro vezes nos níveis de IgG específica. Numa pessoa com sintomas, a deteção de IgM é considerada diagnóstica.

Gestão

Não existem medicamentos antivirais específicos para a dengue; no entanto, é importante manter um equilíbrio adequado de fluidos. O tratamento da fuga de plasma e das suas complicações tornou-se a base do tratamento da dengue, que depende dos sintomas. A OMS, no seu manual de 2012 sobre a gestão da dengue, descreveu uma abordagem faseada para a gestão da dengue, em que apenas foram aconselhadas soluções isotónicas, seguidas de uma monitorização em série do estado clínico, do equilíbrio de fluidos e do hematócrito. Aconselhou-se uma ressuscitação judiciosa com fluidos para manter a circulação efectiva durante o período de fuga. Aqueles que conseguem beber, urinam, não têm "sinais de alerta" e são saudáveis podem ser tratados em casa com acompanhamento diário e terapia de reidratação oral. Aqueles que têm outros problemas de saúde, têm "sinais de alerta" ou que não conseguem fazer um acompanhamento regular devem ser tratados no hospital.

A hidratação intravenosa, se necessária, normalmente só é necessária durante um ou dois dias. Em crianças com choque devido à dengue, uma dose rápida de 20mL/kg é razoável.A taxa de administração de fluidos é então titulada para um débito urinário de 0,5-1 mL/kg/h, sinais vitais estáveis e normalização do hematócrito.Recomenda-se a menor quantidade de fluido necessária para atingir este objetivo.

Os procedimentos médicos invasivos, como a entubação nasogástrica, as injecções intramusculares e as punções arteriais, são evitados, tendo em conta o risco de hemorragia. O paracetamol (acetaminofeno) é utilizado para a febre e o mal-estar, enquanto os AINE, como o ibuprofeno e a aspirina, são evitados, pois podem agravar o risco de hemorragia. A transfusão sanguínea é iniciada precocemente em pessoas que apresentam sinais vitais instáveis face a uma diminuição do hematócrito, em vez de se esperar que a concentração de hemoglobina diminua para um nível pré-determinado de "desencadeamento da transfusão". Recomenda-se a transfusão de glóbulos vermelhos ou sangue total, enquanto plaquetas e plasma fresco congelado geralmente não são recomendados. Não há evidências suficientes para determinar se os esteróides têm um efeito positivo ou negativo na dengue.

Durante a fase de recuperação, os fluidos intravenosos são descontinuados para evitar um estado de sobrecarga de fluidos. Se ocorrer uma sobrecarga de fluidos e os sinais vitais estiverem estáveis, a interrupção de mais fluidos pode ser tudo o que é necessário. Se a pessoa estiver fora da fase crítica, pode ser utilizado um diurético de ansa, como a furosemida, para eliminar o excesso de líquidos da circulação.

Prevenção

O melhor método de prevenção é evitar ser picado por mosquitos. A prevenção depende do controlo e da proteção contra as picadas do mosquito que transmite a doença. A Organização Mundial de Saúde recomenda um programa de Controlo Integrado de Vectores composto por cinco elementos:

- Advocacia, mobilização social e legislação para assegurar o reforço dos organismos de saúde pública e das comunidades;
- Colaboração entre o sector da saúde e outros sectores (público e privado);
- Uma abordagem integrada do controlo das doenças para maximizar a utilização dos recursos;
- Tomada de decisões com base em dados concretos para garantir que as intervenções sejam adequadamente direccionadas; e
- Reforço das capacidades para garantir uma resposta adequada à situação local.

O principal método de controlo do A. aegypti é a eliminação dos seus habitats. A pulverização generalizada com insecticidas organofosforados ou piretróides, embora por vezes seja feita, não é considerada eficaz. A redução das colecções abertas de água através da modificação do ambiente é o método preferido de controlo, dadas as preocupações com os efeitos negativos dos insecticidas para a saúde e as maiores dificuldades logísticas com os agentes de controlo.As pessoas podem evitar as picadas de mosquitos usando vestuário que cubra totalmente a pele, utilizando redes mosquiteiras enquanto descansam e/ou aplicando repelente de insectos (sendo o DEET o mais eficaz). No entanto, estes métodos parecem não ser suficientemente eficazes, uma vez que a frequência dos surtos parece estar a aumentar em algumas áreas, provavelmente devido à urbanização que aumenta o habitat do A. aegypti. A área de distribuição da doença parece estar a expandir-se, possivelmente devido às alterações climáticas.

Vacina

Há programas em curso que estão a trabalhar numa vacina contra a dengue para cobrir os quatro serotipos. Agora que existe um quinto serótipo, será necessário ter em conta este facto. Uma das preocupações é o facto de uma vacina poder aumentar o risco de doença grave através do reforço dependente de anticorpos (ADE). A vacina ideal é segura, eficaz após uma ou duas injecções, cobre todos os serótipos, não contribui para o ADE, é facilmente transportada e armazenada e é acessível e económica.

Estão a ser desenvolvidas seis vacinas contra a febre da dengue, mas ainda não estão disponíveis. A vacina que está mais longe no desenvolvimento é uma vacina de três doses para crianças. Os resultados de um ensaio de fase III foram publicados em julho de 2014. Este estudo mostrou que a vacina parece ser segura e que previne as infecções por dengue em pouco mais de metade das vezes.

Em dezembro de 2015, não existia nenhuma vacina comercialmente disponível para a febre da dengue. Uma vacina parcialmente eficaz está agora disponível no México, nas Filipinas e no Brasil a partir de 2016. Foi aprovada em dezembro de 2015. A vacina é produzida pela Sanofi e tem o nome comercial de Dengvaxia, que se baseia numa combinação enfraquecida do vírus da febre amarela e de cada um dos quatro serotipos da dengue. Dois estudos de uma vacina concluíram que era 60% eficaz e prevenia mais de 80 a 90% dos casos graves.

Perspectivas futuras

Os esforços de investigação para prevenir e tratar a dengue incluem vários meios de controlo do vetor, desenvolvimento de vacinas e medicamentos antivirais.

No que se refere ao controlo dos vectores, foram utilizados vários métodos inovadores para reduzir o número de mosquitos, com algum sucesso, incluindo a colocação de copépodes em águas paradas para comerem as larvas dos mosquitos. Há também ensaios com machos de A. aegypti geneticamente modificados que, depois de libertados na natureza, acasalam com as fêmeas e tornam a sua descendência incapaz de voar.

Estão em curso tentativas para infetar a população de mosquitos com bactérias do género Wol bachia, que tornam os mosquitos parcialmente resistentes ao vírus da dengue. Embora as infecções induzidas artificialmente com Wolbachia sejam eficazes, não é claro se as infecções adquiridas naturalmente são protectoras. Em 2015, ainda se está a trabalhar para determinar o melhor tipo de Wolbachia a utilizar.

Para além das tentativas de controlar a propagação do mosquito Aedes, estão em curso esforços para desenvolver medicamentos antivirais que possam ser utilizados no tratamento de ataques de dengue e na prevenção de complicações graves. A descoberta da estrutura das proteínas virais pode ajudar no desenvolvimento de medicamentos eficazes. Existem vários alvos plausíveis. A primeira abordagem é a inibição da RNA polimerase dependente de RNA viral (codificada por NS5), que copia o material genético viral, com análogos de nucleosídeos. Em segundo lugar, pode ser possível desenvolver inibidores específicos da protease viral (codificada por NS3), que divide as proteínas virais. Por último, pode ser possível desenvolver inibidores de entrada, que impedem a entrada do vírus nas células, ou inibidores do processo de capping 5', que é necessário para a replicação viral.

Campanha: Dia de combate à dengue

O Dia Internacional contra a Dengue é celebrado todos os anos a 15 de junho. A ideia foi acordada pela primeira vez em 2010, tendo o primeiro evento sido realizado em Jacarta, na Indonésia, em 2011, e outros eventos foram realizados em 2012, em Yangon, Myanmar, e em 2013, no Vietname. Os objectivos são aumentar a sensibilização do público para a dengue, mobilizar recursos para a sua prevenção e controlo e demonstrar o empenho da região asiática na luta contra a doença.

Referências

1. Dengue e dengue grave Ficha informativa N°117 .OMS. maio de 2015. Recuperado em 3 de fevereiro de 2016.

2. Kularatne SA. "Dengue". BMJ 2015; **351**: h4661.

3. Ficha informativa sobre a dengue. OMS SEARO.dezembro de 2014

4. Ghosh SK, De S, Sarkar U, Ghosh M, et al.Clinical profile of dengue hemorrhagic during 2005 outbreak in Kolkata and preventive markers in dengue hemorrhagic Fever.J Indian Med Assoc.2006; **109**(11):790- 3.

5. Anónimo. "Etimologia: dengue".Emerg.Infec.Dis.2006; **12** (6):893.

6. Directrizes abrangentes para a prevenção e o controlo do dengue e da febre hemorrágica do dengue (ed. revista e ampliada). Nova Deli, Índia: Escritório Regional da Organização Mundial da Saúde para o Sudeste Asiático.2011.p.17.

7. Yacoub S, Wills B. "Predicting outcome from dengue" (Previsão do resultado da dengue). BMC Medicine, 2014 **12** (1): 147.

8. OMS (2009) p. 137-146.

9. OMS (2009), pp. 40-43.

10. Anónimo. "Definição de febre Dandy". MedicineNet.com.1998.Recuperado em 25 de dezembro de 2010.

11. Halstead SB. Dengue (Tropical Medicine: Science and Practice), River Edge, N.J.: Imperial College Press, 2008. pp. 1-10.

12. BarrettAD, Stanberry LR.Vaccines for biodefense and emerging and neglected diseases (Vacinas para a biodefesa e doenças emergentes e negligenciadas). San Diego: Academic.2009.pp.287-323.

13. Comprehensive guidelines for prevention and control of dengue and dengue hemorrhagic fever (Rev. and expanded.ed.).New Delhi, India: Escritório Regional da Organização Mundial da Saúde para o Sudeste Asiático. 2011. P.17.

14. Wiwanitkit V. "Dengue: diagnóstico e tratamento". Revisão especializada da terapia anti-infecciosa, 2010. **8** (7): 841-5.

15. Brady OJ, Gething PW,Bhatt S,et al.Refining the global spatial limits of dengue virus transmission by evidence-based consensus.PLoS Negl Trop Dis.2012;e1760.

16. Shepard DS, Undurraga EA, Halasa YA.Gubler DJ, ed. "Carga económica e de doença da dengue no Sudeste Asiático".PLoS Negl Trop Dis, 2013. **7** (2): e2055.

17. Amarasinghe A, Kuritsk JN, Letson GW, Margolis, HS. "Dengue virus infection in Africa".Emerging Infectious Diseases, 2011;**17** (8): 1349-54.

18. Yacoub, Sophie, Wills B. "Predicting outcome from dengue". BMC Medicine, 2014;**12** (1):147

19. Villar L, Dayan G H, Arredondo-Garcia José L, et al. "Eficácia de uma vacina tetravalente contra a dengue em crianças na América Latina". New England Journal of Medicine.2014, **372** (2): 113-123.

20. Guy B, Barrere B, Malinowski C,et al. "From research to phase III: preclinical, industrial and clinical development of the Sanofi Pasteur tetravalent dengue vaccine". Vaccine,2011.**29** (42):7229-41.

21. OMS (2009), p. 3.

22. ACÇÃO CONTRA A DENGUE Campanhas do Dia da Dengue em toda a Ásia. Organização Mundial da Saúde. 2011. ISBN 9789290615392.

23. Zhang, F,Kramer CV. "Corticosteróides para a infeção por dengue". A base de dados Cochrane de revisões sistemáticas, 2014;**7** (7): CD003488.

24. OMS (2009), p. 3.

25. Doenças Tropicais Negligenciadas. "As 17 doenças tropicais negligenciadas". Organização Mundial de Saúde. Recuperado em 10 de abril de 2013.

26. Webster DP, Farrar J, Rowland-Jones S. "Progress towards a dengue vaccine" [Progressos no sentido de uma vacina contra a dengue]. Lancet Infect Dis,2009;**9** (11): 678-87.

27. Gould EA, Solomon T. "Pathogenic flaviviruses".The Lancet,2008;**371** (9611):500-9.

28. Guzman MG, Halstead SB, Artsob H, et al. "Dengue: uma ameaça global contínua". Nature Reviews Microbiology,2010; **8** (12 Suppl): S7-S16. .

29. Normile D. "Surpreendente novo vírus da dengue lança uma chave de fendas nos esforços de controlo da doença". Science, 2013; **342** :6157-415.

30. OMS (2009), pp. 14-16.

31. Johnson KN. "O Impacto da Wolbachia na Infeção por Vírus em Mosquitos. "Viruses, 2015; **7** (11):5705-17.

32. Anónimo. "Etimologia:dengue". Emerg.Infec. Dis,2006; **12** (6): 893.

33. Halstead SB.Dengue (Tropical Medicine: Science and Practice),2008.River Edge,N.J: Imperial College Press. pp. 1-10.

34. Barrett AD, Stanberry LR.Vaccines for biodefense and emerging and neglected diseases. San Diego: Académico, 2009. pp. 287-323. .

35 . OMS (2009), p. 71.

36 . Fong, I.Challenges in Infectious Diseases. Springer.2013. p. 219.

37 Normile D. "Surpreendente novo vírus da dengue lança uma chave inglesa nos esforços de controlo da doença". Science, 2013;**342**:6157-415.

38 Tomlinson SM, Malmstrom RD, Watowich SJ. "New approaches to structure-based discovery of dengue protease inhibitors". Infectious Disorders Drug Targets,2009;**9**(3):327-43.

39 . Musso D, Nilles EJ, Cao-Lormeau VM. "Rápida disseminação do vírus Zika emergente na área do Pacífico". Microbiologia Clínica e Infeção, 2014; **20** (10):595-596.

40 Webster DP, Farrar J, Rowland-Jones S. "Progress towards a dengue vaccine". Lancet Infect Dis.2009; **9**(11):678-87

41 Wolff K; Johnson RA, eds. "Viral infections of skin and mucosa". Atlas colorido e sinopse de dermatologia clínica de Fitzpatrick (6ª ed.).2009. Nova Iorque: McGraw-Hill Medical. pp. 810-2. .

42 OMS (2009), pp. 25-27.

43 Whitehorn J, Farrar J. "Dengue". Br.Med.Bull.2010; **95**:161-73.

44 Varatharaj A. "Encefalite no espetro clínico da infeção por dengue". Neurol. India, 2010; **58** (4): 585-91

45 .Paixão ES, Teixeira MG, Costa MD,et al. "Dengue durante a gravidez e resultados fetais adversos:uma revisão sistemática e meta-análise".The Lancet Infectious Diseases,2016;**16**(7): 857-865.

46 . OMS (2009), pp. 10-11.

47 . "Novo teste do CDC para dengue aprovado". Centros de Controlo e Prevenção de Doenças. 20 de junho de 2012.

48 Musso D, Nilles EJ, Cao-Lormeau V-M. "Rápida propagação do vírus Zika emergente na área do Pacífico".Clinical Microbiology and Infection, 2014; **20**(10):595-596.

49 Yacoub S, Wills BZ[1] Predicting outcome from dengue". BMC Medicine, 2014; **12** (1):147.

50 . "Novo teste do CDC para dengue aprovado". Centros de Controlo e Prevenção de Doenças. 20 de junho de 2012.

51 . OMS (2009), pp. 32-37.

52 . de Caen AR, Berg MD, Chameides L, et al. "Parte 12: Suporte Avançado de Vida Pediátrico: Atualização das Diretrizes da American Heart Association 2015 para Ressuscitação Cardiopulmonar e Cuidados Cardiovasculares de Emergência.". Circulation,2015;**132** (18 Suppl 2):S526-42.

53 . OMS (2009), pp. 40-43.

54 Zhang F, Kramer CVZ[1] Corticosteroids for dengue infection". A base de dados Cochrane de revisões sistemáticas.2014;**7**(7): CD003488.

55 OMS (2009) p. 137-146.

56 Webster DP, Farrar J, Rowland-Jones S. "Progress towards a dengue vaccine".Lancet Infect Dis.2009;**9**(11):678-87.

57 . Pollack, Andrew. "Primeira vacina contra a dengue aprovada pelo México".The New York Times. (2015-1209). ISSN 0362-4331. Recuperado em 2015-12-10.

58 Maron, Dina. "Primeira vacina contra a dengue ganha luz verde em 3 países".Scientific American.(30 de dezembro de 2015). Recuperado em 3 de fevereiro de 2016.

59 Dengvaxia, a primeira vacina contra a dengue do mundo, aprovada no México. "www.sanofipasteur.com. Recuperado em 2015-12-10.

60 Estratégia global para a prevenção e controlo da dengue. Organização Mundial de Saúde.2012. pp. 1617. ISBN 978-92-4-150403-4.

61 Guy B, Barrere B, Malinowski C,et al. "Da investigação à fase III: desenvolvimento pré-clínico, industrial e clínico da vacina tetravalente contra a dengue da Sanofi Pasteur".Vaccine,2011;**29** (42): 7229 41.

62 . Villar L, Dayan G, Horacio A J L, Rivera Doris M, et al. "Eficácia de uma vacina tetravalente contra a dengue em crianças na América Latina". New England Journal of Medicine, 2014;**372**(2):113-123.

63 Villar L, Dayan GH, Arredondo-Garcia JL, et al. "Eficácia de uma vacina tetravalente contra a dengue em crianças na América Latina". The New England Journal of Medicine,2015;**372** (2):113-23.

64 OMS (2009), p. 71

65 . Fong I.Challenges in Infectious Diseases.Springer.2013. p. 219. ISBN 978-1-4614- 4496-1.

66 . Lambrechts L,Ferguson NM, Harris E,et al. "Assessing the epidemiological effect of wolbachia for dengue control". The Lancet. Infectious diseases,2015;**15** (7):862-6.

67 . Pollack, Andrew. "Primeira vacina contra a dengue aprovada pelo México". The New York Times. (2015-1209) ISSN 0362-4331. Recuperado em 2015-12-10.

68 Tomlinson SM, Malmstrom RD, Watowich SJ. "New approaches to structure-based discovery of dengue protease inhibitors". Infectious Disorders Drug Targets, 2009; **9**(3):327-43.

69 Sampath A, Padmanabhan R. "Molecular targets for flavivirus drug discovery".Antiviral Res.2009; **81** (1): 6-15.

70. "Marcando o Dia da Dengue da ASEAN". Recuperado em 16 de junho de 2015.

71 . ACÇÃO CONTRA A DENGUE Campanhas do Dia da Dengue em toda a Ásia. Organização Mundial da Saúde. 2011. ISBN 9789290615392.

Doença do vírus Ébola

Introdução

A doença do vírus Ébola (DVE), febre hemorrágica do Ébola (FHE) é uma doença dos seres humanos e de outros primatas causada pelo vírus Ébola. O vírus Ébola provoca uma doença aguda e grave que é frequentemente fatal se não for tratada. A DVE surgiu pela primeira vez em 1976 em dois surtos simultâneos, um em Nzara, no Sudão, e outro em Yambuku, na República Democrática do Congo. Este último ocorreu numa aldeia perto do rio Ébola, que dá o nome à doença. O atual surto na África Ocidental (primeiros casos notificados em março de 2014) é o maior e mais complexo surto de Ébola desde que o vírus do Ébola foi descoberto em 1976. Este surto registou mais casos e mortes do que todos os outros juntos. O vírus também se propagou entre países, começando na Guiné e depois atravessando as fronteiras terrestres para a Serra Leoa e a Libéria, por via aérea (apenas 1 viajante) para a Nigéria e por via terrestre (1 viajou para o Senegal). A doença tem um elevado risco de morte, matando entre 50% e 90% das pessoas infectadas com o vírus.

Etiologia

A DVE é causada por quatro dos cinco vírus classificados no género Ebolavirus, família Filoviridae, ordem Mononegavirales. Os quatro vírus causadores da doença são o vírus Bundibugyo (BDBV), o vírus Sudan (Su DV), o vírus TaiForest (TAFV) e um vírus denominado simplesmente vírus Ébola (EBOV, anteriormente vírus Ébola do Zaire). O vírus Ébola é o único membro da espécie Zaire ebolavirus e o mais perigoso dos vírus conhecidos que causam a doença do Ébola, sendo também responsável pelo maior número de surtos automáticos.

O ciclo de vida do vírus Ébola começa com a ligação do vírus a receptores específicos da superfície celular, seguida da fusão do invólucro do vírus com as membranas celulares e da libertação concomitante do nucleocápside do vírus no citosol.A RNA polimerase viral, codificada pelo gene L, desnuda parcialmente o nucleocapsídeo e transcreve os genes em mRNAs de fita positiva, que são então traduzidos em proteínas estruturais e não estruturais. As proteínas e os genomas recentemente sintetizados auto-montam-se e acumulam-se perto do interior da membrana celular. As partículas progenitoras maduras infectam depois outras células para repetir o ciclo.

Transmissão

O vírus pode ser adquirido através do contacto com sangue ou fluidos corporais de um animal infetado. A propagação através do ar não foi documentada no ambiente natural. Pensa-se que os morcegos frugívoros são portadores e podem propagar o vírus sem serem afectados. Os sobreviventes do sexo masculino podem ser capazes de transmitir a doença através do sémen durante cerca de dois a três meses. A transmissão entre humanos pode ocorrer através do contacto direto com sangue ou fluidos corporais de uma pessoa infetada (incluindo o embalsamamento de uma pessoa morta infetada) ou através do contacto com objectos contaminados pelo vírus, nomeadamente agulhas e seringas. Pensa-se que cerca de dois terços dos casos de Ébola na Guiné durante o surto de 2014 se devem a práticas de enterro.

Reservatório

Carne de animais selvagens (caçados para alimentação) a ser preparada para cozinhar no Gana. O consumo humano de animais equatoriais em África, sob a forma de carne de animais selvagens, tem sido associado à transmissão de doenças às pessoas. Os morcegos são considerados o reservatório mais provável do vírus Ébola; os artrópodes e as aves também foram considerados. Foram encontrados anticorpos contra os vírus Ébola Zaire e Reston em morcegos frugívoros do Bangladesh, identificando assim potenciais hospedeiros do vírus e sinais de filovírus na Ásia.

Fisiopatologia

As células endoteliais, os macrófagos, os monócitos e as células hepáticas são os principais alvos da infeção. Após a infeção, é sintetizada uma glicoproteína segregada (sGP) conhecida como glicoproteína do vírus Ébola (GP). A GP forma um complexo trimérico, que liga o vírus às células endoteliais que revestem a superfície interior dos vasos sanguíneos. A sGP forma também uma proteína dimérica com a sinalização dos neutrófilos, o que permite ao vírus escapar ao sistema imunitário, inibindo as fases iniciais da ativação dos neutrófilos. A presença de partículas virais e os danos celulares resultantes da germinação provocam a libertação de sinais químicos como, por exemplo, TNF-alfa, IL-6, IL-8, etc., que são as moléculas sinalizadoras da febre e da inflamação. Os efeitos citopáticos da infeção nas células endoteliais resultam numa perda de integridade vascular. Esta perda de integridade vascular e os danos no fígado levam a uma coagulação incorrecta.

Apresentação clínica

Os sintomas começam dois dias a três semanas após a contração do vírus, com uma fase semelhante à da gripe, caracterizada por fadiga, febre, dores de cabeça, dores articulares, musculares e abdominais. Os sintomas menos comuns incluem dores de garganta, dores no peito, soluços, falta de ar e dificuldade em engolir. Os primeiros sintomas da DVE podem ser semelhantes aos da malária, da dengue ou de outras febres tropicais, antes de a doença progredir para a fase hemorrágica, Na fase hemorrágica, que tipicamente ocorre 5 a 7 dias após os primeiros sintomas, a hemorragia interna e subcutânea pode apresentar-se sob a forma de olhos avermelhados e vómito com sangue. A hemorragia na pele pode criar petéquias, púrpura, equimoses e hematomas (especialmente em torno dos locais de injeção de agulhas). Em geral, o desenvolvimento de sintomas hemorrágicos indica frequentemente um pior prognóstico e esta perda de sangue pode resultar em morte. Todas as pessoas infectadas apresentam alguns sinais de envolvimento do sistema circulatório, incluindo uma diminuição da coagulação do sangue. Se a pessoa infetada não recuperar, a morte devido à síndrome de disfunção de múltiplos órgãos ocorre dentro de 7 a 16 dias (geralmente entre o 8º e o 9º dia) após os primeiros sintomas.

Diagnósticos diferenciais

A doença do vírus Ébola pode ser facilmente confundida com muitas outras doenças, como febres hemorrágicas virais, malária falciparum, febre tifoide, shigelose, tifo, cólera, septicemia gram-negativa e febre recorrente. Outras doenças infecciosas que devem ser incluídas nos diagnósticos diferenciais incluem a leptospirose, a peste, a febre Q, a condidíase, a histoplasmose, a tripnosomíase, a leishmaniose visceral, o sarampo e a hepatite fulminante. As doenças não infecciosas que podem ser confundidas com a DVE são a leucemia promielocítica aguda, a síndrome hemolítico-urémica (SHU), o envenenamento por serpentes, as deficiências dos factores de coagulação, os distúrbios plaquetários, a púrpura trombocopénica trombótica (PTT), a telengiectasia hemorrágica hereditária, a doença de Kawasaki e até a intoxicação por varfarina.

Diagnóstico

A história clínica, especialmente a história de viagens e de trabalho, juntamente com a exposição a animais selvagens, são factores importantes a considerar quando se suspeita do diagnóstico de DVE. O diagnóstico é confirmado através do isolamento do vírus, da deteção do seu ARN ou proteínas ou da deteção de anticorpos contra o vírus no sangue de uma pessoa. O isolamento do vírus por cultura de células, a deteção do ARN viral por PCR e a deteção de proteínas por ELISA são eficazes numa fase precoce e nas pessoas que morreram da doença. Durante um surto, o isolamento do vírus não é muitas vezes viável, pelo que os métodos de diagnóstico mais comuns são a PCR e a deteção de proteínas por ELISA, que podem ser realizados nos campos ou em hospitais móveis.

Definição de caso para a doença do vírus Ébola

O reconhecimento precoce é fundamental para o controlo da infeção. Os prestadores de cuidados de saúde devem estar atentos e avaliar todos os doentes suspeitos de terem a doença do vírus Ébola (DVE).

(a) **Pessoa sob investigação (PUI) / Caso suspeito**

i) Critérios clínicos, que incluem febre superior a 38,6°C ou 101,5°F e sintomas adicionais, como dor de cabeça intensa, letargia, dores musculares, vómitos, diarreia, dores abdominais ou hemorragia inexplicada; E

ii) Factores de risco epidemiológicos nos últimos 21 dias antes do início dos sintomas, tais como o contacto com sangue ou fluidos corporais ou restos humanos de um doente que se sabe ou se suspeita ter a DVE, residência ou viagem para uma zona onde a transmissão da DVE esteja ativa, ou manipulação direta de morcegos ou primatas não humanos provenientes de zonas endémicas da doença.

(b) **Caso provável**

Uma PUI avaliada por um clínico que tenha tido uma ligação epidemiológica com um caso confirmado.

(c) **Caso confirmado**

Um caso com provas de diagnóstico confirmadas laboratorialmente de infeção pelo vírus Ébola.

(d) **Não caso**

Qualquer PUI ou caso provável com um resultado laboratorial negativo. Os casos não detectados são aqueles que não apresentaram anticorpos específicos, ARN ou antigénio específico detetável.

Investigações laboratoriais

Os resultados laboratoriais na admissão podem incluir leucopenia, seguida frequentemente de linfopenia, seguida mais tarde por neutrófilos elevados e um desvio para a esquerda. As contagens de plaquetas estão frequentemente diminuídas na ordem dos 50 000 a 100 000. A amilase pode estar elevada, reflectindo o envolvimento pancreático (infeção/inflamação). As transaminases hepáticas estão elevadas, com a aspartato aminotransferase (AST) a exceder a alanina aminotransferase (ALT). Pode estar presente proteinúria. O tempo de protrombina (PT) e o tempo de tromboplastina parcial (PTT) estão prolongados e os produtos de degradação da fibrina (FDP) estão elevados, consistentes com coagulação intravascular disseminada (DIC).

Gestão

Atualmente, não está aprovado nenhum tratamento específico para o vírus ebolavírus. O tratamento é de apoio. A gestão clínica deve centrar-se nos cuidados de apoio às complicações, como a hipovolemia, as anomalias electrolíticas, o choque refratário, a hipoxia, a hemorragia, o choque sético, a falência de múltiplos órgãos e a DIC. Os cuidados recomendados incluem a reposição de volume, a manutenção da pressão arterial (com vasopressor, se necessário), a manutenção da oxigenação, o controlo da dor, o apoio nutricional, bem como o tratamento de infecções bacterianas secundárias e de co-morbilidades pré-existentes. O tratamento precoce pode aumentar as hipóteses de sobrevivência.

Prognóstico

A doença tem uma elevada taxa de mortalidade: frequentemente entre 25% e 90%. Há indicações, com base nas variações da taxa de mortalidade entre países, de que o tratamento precoce e eficaz dos sintomas (por exemplo, cuidados de apoio) pode reduzir significativamente a taxa de mortalidade.

Prevenção

A fim de conter e prevenir a doença, devem ser adoptadas as seguintes medidas

(a) Controlo e contenção de infecções

O risco de transmissão é maior entre as pessoas que cuidam de pessoas infectadas. As medidas recomendadas ao cuidar das pessoas infectadas incluem o isolamento, a esterilização do equipamento e das superfícies e a utilização de vestuário de proteção, incluindo máscaras, luvas, batas e óculos de proteção. Se uma pessoa com DVE morrer, deve ser evitado o contacto direto com o corpo do doente falecido. Para reduzir a propagação, a OMS recomenda a sensibilização da comunidade para os factores de risco de infeção por Ébola e para as medidas de proteção que cada pessoa pode tomar. Estas incluem evitar

contacto com as pessoas infectadas e lavagem regular das mãos com água e sabão. Os rituais tradicionais de enterro, especialmente os que exigem a lavagem ou o embalsamamento dos corpos, devem ser desencorajados ou modificados. As tripulações das companhias aéreas têm instruções para isolar qualquer pessoa que apresente sintomas semelhantes aos do vírus Ébola. O vírus Ébola pode ser eliminado com calor (aquecimento durante 30 a 60 minutos a 60°C ou fervura durante 5 minutos). Nas superfícies, podem ser utilizados alguns solventes lipídicos, como produtos à base de álcool, detergentes, lixívia ou lixívia em pó ou outros desinfectantes.

(b) Quarentena

A quarentena é geralmente eficaz para diminuir a propagação.

(c) Localização de contactos

O rastreio de contactos é considerado importante para conter um surto. Implica encontrar todas as pessoas que tiveram contacto próximo com indivíduos infectados e observar os sinais de doença durante 21 dias. Se algum desses contactos contrair a doença, deve ser isolado, testado e tratado. Em seguida, repete-se o processo, rastreando o contacto do contacto.

Vacinas e medicamentos experimentais

Atualmente, não existe nenhuma vacina disponível para os seres humanos. As candidatas mais promissoras são as vacinas de ADN ou as vacinas derivadas de adenovírus ou do vírus da estomatite vesicular indiana (VSIV) ou de partículas semelhantes a filovírus (VLPs), uma vez que estas candidatas poderiam proteger os primatas não humanos da doença induzida pelo ébola. As vacinas de ADN, as vacinas à base de adenovírus e as vacinas à base de VSIV entraram em ensaios clínicos.

A FDA autorizou a utilização de dois medicamentos, o Zmapp e um medicamento de interferência de ARN denominado TKM-Ebola, em pessoas infectadas com Ébola ao abrigo destes programas durante e após o surto de 2014.

Referências

1. Feldman H, Geisbert TW. Febre hemorrágica do Ébola. Lancet.2011;377(9768):849- 62.

2. "Ficha informativa sobre a doença do vírus Ébola N° 103". Organização Mundial de Saúde. Recuperado em abril de 2014.

3. Fouquet CM. Classificação taxonómica dos vírus e nomenclatura dos vírus: 8º relatório do

Comité Internacional de Taxonomia de Vírus 2005; Oxford: Elsevier/Academic Press.2005;P 648.

ISBN 9780080575483.

4. Kuhn J H, Beeker S, Ebihara H. Proposal for a revised taxonomy of the family Filoviridae (Proposta para uma taxonomia revista da família Filoviridae):

Classificação, nomes dos taxa e vírus, e abreviaturas de vírus. Arquivos de Virologia 2010; 144 (12):2083-103.

5. Pringle CR. Orger Mononegavirales. Em FauquentCM, Mayo MA, Maniloff J. Virus Taxonomy- Eight

Relatório do Comité Internacional de Taxonomia de Vírus 2005; San Diego, EUA. Elsevier/Academic Press. pp 609-14.

6. Feldman H, Geisbert TW, Jahrling PB, et al. "Família Filoviridae". Em Fauquet CM, Mayo MA, Maniloff

J, et al. Virus Taxonomy of Viruses,2005; San Diego, US Elsevier/ Academic Press. pp. 645-653.

7. Surto da doença do vírus Ébola (DVE) em 2014 na África Ocidental". OMS. 2014- 04-21. Recuperado em 2014-08-03.

8. Telebriefing do CDC sobre o surto de Ébola na África Ocidental. CDC, 2014-07-28. Recuperado em 2014-08-03.

9. Ebola Virus Disease in West Africa- No Early End to the Outbreak. "The New England Journal of Medicine 2014; PMID 25 140856.

10. Williams E. Carne de macaco africana que pode estar por detrás do próximo VIH. Notícias de Saúde - Saúde e Família. The Independent, "25 pessoas em Bakaklion, Cameron, mortas devido à ingestão de macaco".

11. Os morcegos frugívoros podem ser portadores do vírus Ébola. BBC News, 2005-12-11. Recuperado em 2008-02-25.

12. Olive KJ, Islam A, Yu M, et al. Anticorpos contra o vírus Ébola em morcegos frugívoros, Bangladesh. Emerging Infect Dis. 2013:19(2): 270-73.

13. Smith T. Ébola: Deadly disease and Epidemics (Doença mortal e epidemias). Chelesea House Publications, 2005. ISBN 0-79108505-8.

14. Sullivan N, Yang ZY, Nabel GJ.Patogénese do vírus Ébola: Implications for Vaccines and Therapies (Implicações para vacinas e terapias). Journal of Virology. 2003;77(18):9733-37.

15. Gatherer D. O surto da doença do vírus Ébola em 2014 na África Ocidental. J Gen Viral, 2014; 95(pt.8):1619- 24.

16. Doença do vírus Ébola". Ficha informativa n.º 103. Organização Mundial de Saúde. Recuperado em 2014-04-01.

17. Vírus Ébola, Apresentação Clínica". Medscape Recuperado em 2012-07-30.

18. Simpson DIH. "Marburg and Ebola virus infections: a guide for their diagnosis, management, and control, WHO offset Publication. 1977;36:10.

19. Hoenen T, Groseth A, Falzarano D, Feldman H. "Ebola virus. Unravelling pathogenesis to combat a deadly disease" (Desvendar a patogénese para combater uma doença mortal). Treands in Molecular medicine, 2006;12(5):206-15.

20. Febre hemorrágica viral. Departamento de Saúde Pública de São Francisco.Prevenção do Controlo de Doenças Transmissíveis. Recuperado em 2014-08-17.

21. Bogomolov BP. Diagnóstico diferencial de doença infecciosa com síndrome hemorrágica. Terapevticheskit arkhiv.1998;70(4): 63-68.

22. Diagnóstico da Febre Hemorrágica do Ébola. CDC. 28 de janeiro de 2014. Recuperado em 2014- 08-

03.

23. Grolla A, Lucht A, Dick D, et al. Diagnóstico laboratorial do Ébola e da febre hemorrágica de Morburgo. Bull Soc Pathol Exot. 2005; 98(3): 204-9.

24. Kortepeter MG, Bausch DG, Brayan M. Características clínicas e laboratoriais básicas da febre hemorrágica filoviral.J Infect Dis.2011;204 (s-3):810-16.

25. Alvos emergentes e novas abordagens para a profilaxia e o tratamento do vírus Ébola. Bio Drugs 2013; 27(6): 565-83.

26. Clark DV, Jahrling PB, Lawler JV. Clinical management of filovirus- infected patients, Viruses. 2012;4(9): 1668-86.

27. Serra Leoa é o epicentro do Ébola com o encerramento da clínica da Guiné. 2014-06-08. Recuperado em 2014-07-30.

28. Quem, o quê, porquê: Quantas pessoas infectadas com Ébola morrem? BBC News. 2014- 08-09.

29. "Prevenção da febre hemorrágica do Ébola". CDC, 31 de julho de 2014. Recuperado em 2014-09-06.

30. Ficha informativa sobre a doença do vírus Ébola N°103". OMS Recuperado 2014=09-06.

31. Utilização de práticas de enterro seguras. Recursos de informação sobre a doença do vírus Ébola. Organização Mundial de Saúde. 2014-06-01.

32. África Ocidental - Atualização da doença do vírus Ébola: Viagens e transportes. Viagens internacionais e saúde. Organização Mundial de Saúde.

33. Infection Prevention- and Control Guidance for Care of Patients with Suspected or Confirmed Filovirus Haemorrhage Fever in Health - Care Setting with focus an Ebola. OMS. agosto de 2014.

34. O que é o rastreio de contactos? CDC. Centros de Controlo de Doenças. Atualizado em 15 de setembro de 2014.

35. A FDA avisa os consumidores sobre produtos fraudulentos para o tratamento do Ébola.Retrived 20 August 2014.

36. Declaração sobre a consulta da OMS sobre potenciais terapias e vacinas contra o Ébola. 5 de setembro de 2014; Recolhido em 17 de setembro de 2014.

37. Sanchez A, Yang Z, Zaki SR, et al. Immunization for Ebola virus infection. Nature Medicine,1998;4(1): 37-42.

38. Sullivan NJ, Geisbert TW, Geisbert JB, et al. Accelerated vaccination for Ebola virus haemorrhagis fever in non-human primates. Nature 2003; 424 (6949): 681-84.

39. Geisbert TW, Daddario-Dicaprio KM, Geisbert JB, et al. As vacinas baseadas no vírus da estomatite vesicular protegem os primatas não humanos contra o desafio aerossol com os vírus Ébola e Marburgo. Vaccine, 2008; 26(52): 6894-6900.

40. Warfield KL, Swenson DL, Olinger GG, et al. A vacina baseada em partículas semelhantes ao vírus Ébola protege os primatas não humanos contra o desafio letal do vírus Ébola, The Journal of Infectious Disease 2007;195:43037.

41. Desenvolvimento da vacina contra o Ébola/Marburgo" (Comunicado de imprensa). Instituto Nacional de Alergia e Doenças Infecciosas. 15 de setembro de 2008.

42. Martin JE, Sullivan NJ, Enama ME, et al. "A DNA vaccine for Ebola virus is safe and immunogenic In a phase I clinical trial." Clinical and Vaccine Immunology 2006; 13 (11): 1267-77.

43. BBC News- Ébola: Medicamentos experimentais e vacinas. BBC News. Recuperado em 2014-08-08.

44. Pollack A. Segunda droga é autorizada para o tratamento do ébola. The NewYork Times. Recuperado em 2014-0808.

Infeção por gripe aviária

Introdução

A gripe aviária, também conhecida como gripe das aves e, mais formalmente, como gripe aviária, refere-se à gripe causada por vírus que infectam as aves e as fazem adoecer. É uma doença infecciosa das aves causada por estirpes do tipo A do vírus da gripe. A gripe aviária afecta vários tipos de aves, incluindo aves de capoeira de criação, ou seja, galinhas, gansos, perus e patos. Normalmente, a gripe aviária não é transmitida das aves para as pessoas. Mas desde 1997, algumas pessoas ficaram doentes com este tipo grave e mortal de gripe das aves. A maioria destas infecções ocorreu em países asiáticos, entre pessoas que tiveram contacto próximo com aves criadas em quintas. As pandemias de gripe são acontecimentos imprevisíveis mas recorrentes que podem ter consequências sanitárias, económicas e sociais a nível mundial. Um vírus da gripe surge com a capacidade de causar uma transmissão sustentada de pessoa para pessoa e a população humana tem pouca ou nenhuma imunidade contra o vírus. Com o crescimento do comércio e das viagens a nível mundial, uma epidemia localizada pode transformar-se rapidamente numa pandemia, com pouco tempo para preparar uma resposta de saúde pública.

O público perdeu a confiança nos produtos de aves de capoeira, diminuindo assim o consumo de produtos de frango. Este facto levou também a uma proibição por parte dos países importadores. Houve, no entanto, factores que agravaram a propagação do vírus, nomeadamente a migração das aves, as temperaturas baixas (que aumentam a sobrevivência do vírus) e a realização de várias festas na época. Assim, os centros de controlo de doenças de todo o mundo estão a dar prioridade máxima à gripe das aves. Estas organizações encorajam as operações relacionadas com as aves de capoeira a desenvolver um plano preventivo para evitar a propagação da gripe das aves. Os planos recomendados centram-se no fornecimento de vestuário de proteção para os trabalhadores e no isolamento dos bandos para evitar a propagação do vírus.

História

Desde o primeiro surto de gripe das aves, em dezembro de 2003, têm-se registado várias mortes de aves selvagens e de animais de criação devido à gripe das aves em África, na Ásia e na Europa. A gripe das aves tem uma taxa de mortalidade muito elevada: em algumas partes do mundo, mais de 50% das pessoas que adoecem morrem. Se a gripe das aves se tornar uma pandemia global, muitas pessoas, possivelmente milhões, poderão morrer. Apesar de milhões de aves terem sido infectadas com o vírus desde a sua descoberta, 359 pessoas morreram em doze países, de acordo com dados da OMS de 10 de agosto de 2012. A gripe das aves matou pelo menos 300 pessoas no Azerbaijão, Camboja, China, Egipto, Tailândia, Turquia e Vietname. As aves infectadas foram mortas e abatidas.

Desde o seu aparecimento generalizado em 2003 e 2004, este vírus aviário espalhou-se da Ásia para a Europa e África e enraizou-se em aviários em alguns países, resultando em milhões de infecções de aves de capoeira, várias centenas de casos humanos e muitas mortes humanas. O subtipo de vírus A (H7N9) infectou pela primeira vez 3 humanos - 2 residentes em Xangai e 1 residente na província de Anhui, China - em março de 2013. Não foram registados casos de A (H7N9) fora da China. A circulação em curso dos vírus A (H5NI) e A (H7N9) nas aves de capoeira, especialmente onde são endémicos, continua a representar uma ameaça para a saúde pública, uma vez que estes vírus têm o potencial de causar doenças graves nas pessoas e podem ter o potencial de se transformar numa forma mais transmissível entre os seres humanos. Os investigadores receiam que, se as estirpes do vírus da gripe aviária H5NI ou H7N9 sofrerem uma mutação e adquirirem a capacidade de se tornarem facilmente transmissíveis, exista um risco grave de uma gripe pandémica. Há fortes indícios de que a estirpe H7N9 do vírus da gripe aviária é transmissível ao ser humano, ou seja, pode passar de pessoa para pessoa. Outro subtipo do vírus da gripe aviária, o H10N8, infectou e matou pelo menos uma pessoa, uma mulher idosa na província de Jiangxi, na China, em dezembro de 2013. O vírus da gripe A (H5NI) evoluiu para uma estirpe de vírus da gripe que infecta mais espécies do que qualquer outra estirpe anteriormente conhecida, é mais mortal do que qualquer outra estirpe anteriormente conhecida e continua a evoluir, a generalizar-se e a tornar-se mais mortal. Esta situação levou RG Webster, um dos maiores especialistas em gripe aviária, a publicar um artigo intitulado "O mundo está à beira de uma pandemia que pode matar uma grande fração da população" na revista American Scientist. Webster apelou à disponibilização de recursos adequados para combater o que considera ser uma grande ameaça mundial que poderá matar milhares de milhões de pessoas.

Etiologia

A gripe das aves é causada por um tipo de vírus da gripe que raramente infecta os seres humanos. Foram identificados mais de uma dúzia de tipos de gripe das aves, incluindo as duas estirpes que mais recentemente infectaram seres humanos - H5NI e H7N9. Existem muitos subtipos de vírus da gripe das aves, mas apenas algumas estirpes de cinco subtipos foram altamente patogénicas para os seres humanos. Estes são os tipos H5NI, H7N3, H7N3, H7N9 e H9N2.Os vírus da gripe aviária (IA) estão divididos em 2 grupos com base na sua capacidade de causar doenças em aves de capoeira: altamente patogénicos e pouco patogénicos. Os vírus de elevada patogenicidade resultam em elevadas taxas de mortalidade (até 100% de mortalidade em 48 horas) em algumas espécies de aves de capoeira. Os vírus de baixa patogenicidade também causam surtos em aves de capoeira, mas não estão geralmente associados a doenças graves.

O vírus da gripe aviária A pertence à família Orthomyxoviridae e ao género Influenza A (espécie única). O genoma do vírus, constituído por várias partes, está encapsulado, cada segmento, num nucleocapsídeo separado, no qual estão presentes diferentes segmentos de ARN de cadeia simples e sentido negativo.As glicoproteínas do envelope do vírus (HA&NA) estão distribuídas uniformemente pelo virão formando estruturas características em forma de espiga.As variações antigénicas destas proteínas fazem parte da definição do subtipo do vírus da gripe A.Existem 16 antigénios HA diferentes (H1 a H16) e nove antigénios NA diferentes (N1 a N9).Até há pouco tempo, foram reconhecidos 15 tipos de HA.A doença humana tem sido historicamente causada por três subtipos de HA (H1, H2 e H3) e dois subtipos de NA (N1 e N2). Mais recentemente, reconheceu-se que a doença humana é causada por outros subtipos de HA, incluindo H5, H7 e H9. Estes casos têm sido predominantemente associados a aves expostas/infectadas.A nomenclatura antigénica das estirpes da gripe A baseia-se: i) no hospedeiro de origem (se não for humano); ii) na origem geográfica; iii) no número da estirpe; iv) no ano de isolamento; e v) nos tipos HA e NA: A/Hong Kong/03/68 [H3 N2], A/swine /Iowa/15/30.Tal como acontece com outros subtipos de gripe A, a nomenclatura padrão é utilizada para nomear a estirpe aviária A/chicken/HK/5/98 [H5N1].

Os factores genéticos na distinção entre os vírus da gripe humana e os vírus da "gripe aviária" incluem a posição 627 da PB2 (RNA polimerase) na proteína PB2 codificada pelo gene PB2 RNA. Até ao H5NI, todos os vírus da gripe aviária conhecidos tinham um Glu na posição 627, enquanto todos os vírus da gripe humana tinham um Lys.Os vírus HA aviários ligam-se a receptores de ácido siálico alfa 2-3, enquanto os vírus HA da gripe humana se ligam a receptores de ácido siálico alfa 2-6. Os vírus da gripe suína têm a capacidade de se ligar a ambos os tipos de receptores de ácido siálico. A hemaglutinina é o principal antigénio do vírus contra o qual são produzidos anticorpos neutralizantes e as epidemias do vírus da gripe estão associadas a alterações na sua estrutura antigénica.

Transmissão

As aves são infectadas quando entram em contacto com excrementos ou secreções contaminadas, ou com superfícies contaminadas.As aves domésticas são infectadas através do contacto direto com aves aquáticas infectadas, com outros animais infectados ou com superfícies contaminadas de gaiolas e outros equipamentos e instalações agrícolas. Os seres humanos podem ser infectados e adoecer com gripe aviária depois de entrarem em contacto com aves infectadas:

- tocar em aves infectadas.
- depenar as aves infectadas.
- tocar em secreções de aves infectadas (saliva ou fluidos, fezes).
- inalação de pó de fezes secas de aves infectadas.
- preparar aves de capoeira para cozinhar, se a ave estiver infetada.
- abate ou desmancha de aves de capoeira infectadas.

Embora seja fácil para os humanos serem infectados pelas aves, é muito mais difícil fazê-lo de humano para humano sem um contacto próximo e duradouro. Atualmente, é muito difícil para um humano ser infetado pela gripe das aves e extremamente raro que um humano transmita a gripe das aves a outro humano.Os peritos receiam que, se um ser humano que já esteja doente com gripe sazonal for infetado com gripe das aves, o vírus H5NI possa trocar informações genéticas com o vírus da gripe humana (HINI) e adquirir a sua capacidade de se propagar de ser humano para ser humano.

Factores de risco

O principal risco de infeção humana parece ser a exposição direta ou indireta a aves de capoeira infectadas, vivas ou mortas, ou a ambientes contaminados. O controlo da circulação dos vírus A (H5NI) e A (H7N9) nas aves de capoeira é essencial para reduzir o risco de infeção. Não há provas que sugiram que os vírus A (H5NI) e A (H7N9) possam ser transmitidos aos seres humanos através de aves de capoeira ou ovos devidamente preparados. No entanto, é provável que o abate, a depenagem, a manipulação de carcaças de aves de capoeira infectadas e a preparação de aves de capoeira para consumo, especialmente em ambientes domésticos, sejam factores de risco.

Pandemia de gripe

Os vírus da gripe pandémica têm alguns genes do vírus da gripe aviária e, normalmente, alguns genes do vírus da gripe humana.Tanto a estirpe pandémica H2N2 como a H3N2 continham genes de vírus da gripe aviária.Os novos subtipos surgiram em suínos co-infectados com vírus aviários e humanos e foram rapidamente transferidos para os seres humanos.Os suínos foram considerados o "hospedeiro intermediário" original da gripe, porque permitiram a reordenação de subtipos divergentes. No entanto, outros hospedeiros parecem ser capazes de uma co-infeção semelhante (por exemplo, muitas espécies de aves de capoeira), sendo possível a transmissão direta de vírus aviários aos seres humanos. A estirpe do vírus da gripe espanhola pode ter sido transmitida diretamente das aves para os seres humanos. Apesar da sua ligação pandémica, os vírus da gripe aviária não são infecciosos para a maioria das espécies. Assim, enquanto infetado com um vírus da gripe aviária, o animal não tem gripe. Normalmente, quando ocorre uma doença (denominada gripe) provocada por um vírus da gripe aviária, esta resulta da propagação de uma estirpe do vírus da gripe aviária adaptada a uma espécie para outra espécie (normalmente de uma espécie de ave para outra espécie de ave).Mas com a domesticação de galinhas e perus, os seres humanos criaram subtipos de espécies (aves de capoeira domesticadas) que podem apanhar um vírus da gripe aviária adaptado às aves aquáticas e transformá-lo rapidamente numa forma que mata mais de 90% de um bando inteiro em dias, pode propagar-se a outros bandos e matar 90% deles, e só pode ser travado matando todas as aves domésticas da zona.Os vírus A (H5NI) e A (H7N9) da gripe aviária continuam a ser dois dos vírus da gripe com potencial pandémico, porque continuam a circular amplamente em algumas populações de aves de capoeira, sendo provável que a maioria dos seres humanos não tenha imunidade a eles, e podem causar doenças graves e morte nos seres humanos.

Manifestações clínicas

O período de incubação da gripe aviária A (H5NI) pode ser mais longo do que o da gripe sazonal normal, que é de cerca de 2 a 3 dias.Os dados actuais relativos à infeção por A (H5NI) indicam um período de incubação que varia de 2 a 8 dias e possivelmente até 17 dias.Os dados actuais relativos à infeção por A (H7N9) indicam um período de incubação que varia de 2 a 8 dias, com uma média de 5 dias.A OMS recomenda atualmente que se utilize um período de incubação de 7 dias para investigações no terreno e monitorização dos contactos dos doentes.Os seres humanos com gripe das aves podem apresentar as seguintes características: tosse - geralmente seca, temperatura elevada superior a 38°C, dores nos ossos, nas articulações e nos músculos, hemorragia nasal, nariz entupido, dores no peito, suores frios e arrepios, fadiga, dores de cabeça, perda de apetite, corrimento nasal, dificuldades em dormir, perturbações gástricas - por vezes diarreia, sangramento das gengivas, alguns doentes desenvolvem sintomas de infecções do trato respiratório inferior, dificuldades respiratórias que ocorrem por volta do quinto dia após os primeiros sintomas, voz rouca e, por vezes, expetoração com sangue. Os doentes com gripe das aves podem deteriorar-se rapidamente, resultando em pneumonia, falência de múltiplos órgãos e morte. Num grande número de doentes, a gripe causada pelo vírus H5NI desenvolve-se de forma invulgarmente agressiva. As complicações da gripe das aves incluem: hipoxemia, disfunção de múltiplos órgãos e infecções bacterianas e fúngicas secundárias.

Prognóstico

Os vírus de elevada patogenicidade resultam em elevadas taxas de mortalidade (até 100% de mortalidade em 48 horas) em algumas espécies de aves de capoeira. Os vírus de baixa patogenicidade também causam surtos em aves de capoeira, mas geralmente não estão associados a doenças graves

Diagnóstico

O diagnóstico da gripe das aves deve ser feito numa fase precoce do ciclo da doença, através da avaliação dos sinais e sintomas característicos do doente, com história de viagens recentes e de qualquer contacto com aves, devendo ser colhida uma amostra respiratória e enviada para o laboratório, o que deve ocorrer idealmente no prazo de quatro a cinco dias após o aparecimento dos sintomas.Um teste rápido para o vírus da gripe aviária A em humanos em 2009, a FDA, EUA, aprovou o teste Advantage A/H5NI Flu, que detecta a gripe A (gripe das aves) a partir de zaragatoas do nariz ou da garganta recolhidas de doentes com sintomas semelhantes aos da gripe. O teste demora menos de 40 minutos a identificar uma proteína específica (NS) que indica a presença do subtipo do vírus da gripe A.

Gestão

De acordo com a Organização Mundial de Saúde (OMS), os medicamentos antivirais, como o oseltamivir, podem suprimir a replicação viral e melhorar o resultado para os doentes, especialmente as perspectivas de sobrevivência. O oseltamivir deve ser administrado no prazo de 48 horas após o início dos sintomas para obter o melhor efeito. No entanto, como as taxas de mortalidade da gripe aviária são elevadas, os médicos devem considerar a prescrição de oseltamivir para os doentes que foram diagnosticados mais tarde. No caso dos doentes com sintomas graves, os médicos poderão ter de aumentar a dose diária recomendada, bem como a duração do tratamento. Os médicos devem ter em conta que a absorção do medicamento pode ser gravemente afetada em doentes com sintomas gastrointestinais graves. Os doentes diagnosticados com gripe das aves ou com suspeita de gripe das aves devem permanecer em casa ou ser hospitalizados (isolados dos outros doentes). Além disso, os doentes devem beber muitos líquidos, receber uma alimentação adequada e medicamentos para as dores e a febre.A adesão às medidas de controlo de infecções recomendadas em contextos clínicos para reduzir o risco de transmissão nosocomial não pode ser demasiado enfatizada. As infecções bacterianas invasivas secundárias associadas à gripe podem causar complicações graves e fatais e pode ser indicado um tratamento antibiótico empírico adequado. A análise dos vírus da gripe aviária disponíveis que circulam em todo o mundo sugere que a maioria dos vírus é suscetível ao oseltamivir, ao peramivir e ao zanamivir. No entanto, foram comunicadas algumas provas de resistência antivírica nos vírus H5NI de origem asiática HPAI e nos vírus da gripe A (H7N9) isolados de alguns casos humanos. A monitorização da resistência antiviral entre os vírus da gripe aviária A é crucial e contínua.

Prevenção

As pessoas que trabalham com aves de capoeira ou que respondem a surtos de gripe aviária são aconselhadas a seguir as práticas recomendadas de biossegurança e de controlo de infecções; estas incluem a utilização de equipamento de proteção individual (EPI) adequado e uma cuidadosa atenção à higiene das mãos.Além disso, as pessoas que respondem a surtos de gripe aviária altamente patogénica (GAAP) devem aderir às orientações do CDC e da OMS e receber anualmente a vacinação contra a gripe sazonal e tomar medicação antiviral profilática durante a resposta, devendo também ser monitorizadas quanto a doenças durante e após a resposta a surtos de GAAP em aves de capoeira. A vacinação sazonal não impede a infeção pelo vírus da gripe A aviária, mas pode reduzir o risco de co-infeção com os vírus da gripe A humana e aviária. Uma pessoa não será infetada se comer aves de capoeira cozinhadas. A OMS e várias autoridades nacionais na Europa dizem que as aves de capoeira devem ser cozinhadas a pelo menos 74°C (165°F). De acordo com os especialistas, os seres humanos não podem ser infectados pela ingestão de ovos, mas a Food and Drug Administration (FDA) dos Estados Unidos diz que os ovos devem ser cozinhados até que a clara e a gema estejam firmes. Atualmente, é impossível impedir a propagação da gripe aviária - trata-se de um vírus que é transportado por aves, incluindo aves selvagens que migram.

Vacinação

Existe vacina para a gripe sazonal humana, mas não para a gripe das aves. Vários laboratórios de saúde pública em todo o mundo, bem como empresas farmacêuticas, estão a trabalhar no sentido de produzir vacinas contra a gripe aviária. Foram formuladas vacinas para aves de capoeira contra várias variedades da gripe aviária H5NI.Existem também algumas vacinas para utilização em seres humanos, e outras estão a ser testadas, mas nenhuma foi disponibilizada a populações civis, nem é produzida em quantidades suficientes para proteger uma pequena fração da população da Terra na eventualidade de um surto pandémico de H5N1.

Resposta da Organização Mundial de Saúde (OMS)

A OMS, na sua capacidade de liderança em matéria de saúde mundial, está a acompanhar de muito perto a gripe aviária, desenvolvendo e ajustando intervenções adequadas em colaboração com os seus parceiros, que incluem agências de saúde animal e autoridades veterinárias nacionais responsáveis pelo controlo e prevenção de doenças animais, incluindo a gripe.

Referências

1. O que é a gripe aviária? O que é a gripe das aves? http://www.medicalnewstoday? com/articles/5556.php.

2. Influenza aviária (gripe das aves) .http://www.webmed.com/cold-and-flu/tc/ avian-influenza- bird-flu-overview.

3. WHO/Avian influenza. http://www.who.Int/mediacenter/factsheets/ avian-influenza/en/ março, 2014.

4. Números cumulativos de casos humanos confirmados de gripe aviária A (H5NI) comunicados pela OMS, 2003-

2012". Organização Mundial de Saúde. Recuperado em 5 de setembro de 2012.

5. Kullman N, Gereg H. "Protegendo os trabalhadores avícolas da gripe aviária (gripe aviária)". Alerta do NIOSH: Publicação nº 2008-128. Instituto Nacional de Segurança e Saúde Ocupacional. Obtido do original em 10 de janeiro de 2009.

6. Tiensn F, Thanawat B. "Highly Pathogenic Avian Influenza H5NI, Thailand, 2004." Doenças Infecciosas Emergentes. CDC 2005; 11 (11): 1661-1672.

7. Gripe das aves (gripe aviária). http://www.mayoclinic.org/diseases-conditions/bird-flu/besides/defin.

8. Leong HK, Goh CS, Chew ST et al. "Prevention and control of avian influenza in Singapore" (Prevenção e controlo da gripe aviária em Singapura). Am Acad Med Singapura 2009; 37(6):504-9.

9. A cadeia regista a primeira morte humana por gripe aviária H10N8-CNN.com (http://www.cnn.com/2013/12/18/health/h10n8-death).

10. Webester RG e Walker EJ. "O mundo está à beira de uma pandemia que pode matar uma grande fração da população humana". American Scientist 2003; 91 (2):122

11. Fouch 2005 (http://www.ncbi/.nlm.nih.gov/entrez/query.figi? cmd=Retrie db=pubmed &dopt=Abstract & List uids=15709000).

12. Gripe Aviária (Bird flu) /CIDRAP, Jan 2013.http:// www.cidrap. umm.edu/infectious- disease-topics/avian-influenza.

13. Hiromoto K, Yauaki M, "Caracterização evolutiva dos seis genes internos do vírus da gripe A humana H5NI". Jornal de Virologia Geral. 2013-04-20.

14. Fouchier 2004 (http: //www.pnas. org/cgi/ content/abstract).

15. Blanchard Be. "China diz que filho provavelmente infectou pai com gripe aviária". (http://www.reuters.com/article/health news /idbS PEK/27288320080110) Reuters 10 Jan 2008.

16. Capítulo Dois: Gripe Aviária por Timm C, Harder e Ortrud Werner (http://www.influenzareport.com/ir/aihtm).

17. Emergence and characteristics of the avian influenza (H7N9) Virus WHO, rapid advice guidelines, OMS, 2006 [pdf, 1.2 mb].

18. Gao H. Achados clínicos em III casos de infeção pelo vírus da gripe A (H7 N9). New England Journal of Medicine, 2013; 368:2277-2285.

19. Emergência e características do vírus da gripe aviária. Directrizes de aconselhamento rápido da OMS. Organização Mundial de Saúde, 2006.

20. Gestão farmacêutica de seres humanos infectados com o vírus da gripe aviária. Directrizes de aconselhamento rápido da OMS. Organização Mundial de Saúde 2006.

21. Prevenção e tratamento do vírus da gripe aviária A nas pessoas. Centro de Controlo e Prevenção de Doenças (CDC) 2013 (http: www. cdc.gov /flu/ avian flu/ prevention.htm).

22. Gripe Aviária, http://www.who,int/vaccine-research/immunogencity -2013 tabela, xls).

23. Gripe aviária (gripe das aves) - A doença nos seres humanos. Organização Mundial de Saúde 2006 (http://www.who.int/mediacentre/factsheets/avian-influenza/en/# humans).

24. Organização Mundial de Saúde e Instituto de Epidemiologia e Controlo e Investigação de Doenças e Centro Nacional da Gripe, 2013.

Infeção pelo vírus Zika

Introdução

O vírus Zika é um vírus emergente transmitido por mosquitos que foi identificado pela primeira vez no Uganda em 1947 em macacos rhesus através de uma rede de monitorização da febre amarela silvestre, tendo sido subsequentemente identificado em seres humanos em 1952 no Uganda e na República Unida da Tanzânia. Nos seres humanos, causa inicialmente uma doença ligeira conhecida como febre Zika, Zika ou doença Zika, que desde a década de 1950 é conhecida por ocorrer numa estreita faixa equatorial de África à Ásia. Em 2014, o vírus espalhou-se para leste, através do Oceano Pacífico, para a Polinésia Francesa, depois para a Ilha da Páscoa e, em 2015, para a América Central, as Caraíbas e a América do Sul, onde o surto de Zika atingiu níveis pandémicos. O vírus Zika está relacionado com os vírus da dengue, da febre amarela, da encefalite japonesa e do Nilo Ocidental, e a doença que provoca é semelhante a uma forma ligeira de dengue, é tratada com repouso e ainda não pode ser prevenida com medicamentos ou vacinas. Durante os grandes surtos na Polinésia Francesa e no Brasil, em 2013 e 2015, respetivamente, as autoridades nacionais de saúde comunicaram potenciais complicações neurológicas e auto-imunes da doença provocada pelo vírus Zika. Recentemente, no Brasil, as autoridades de saúde locais observaram um aumento das infecções pelo vírus Zika no público em geral, bem como um aumento do número de bebés nascidos com microcefalia no nordeste do Brasil. Há uma possível ligação entre a febre Zika e a microcefalia em recém-nascidos de mães infectadas. É provável que o vírus Zika se espalhe por quase todo o continente americano, alertou a Organização Mundial de Saúde. As autoridades do Rio de Janeiro, no Brasil, anunciaram planos para tentar evitar a propagação do vírus Zika durante os Jogos Olímpicos de verão de 2016 naquela cidade.

História

Em 1947, cientistas que investigavam a febre amarela colocaram um macaco rhesus numa jaula na floresta Zika, perto do Instituto de Investigação do Vírus da África Oriental, em Entebbe, no Uganda. O macaco desenvolveu febre e os investigadores isolaram do seu soro um agente transmissível que foi descrito pela primeira vez como vírus Zika em 1952. Desde então, registaram-se pequenos surtos de curta duração em pessoas no continente, em partes da Ásia e nas ilhas do Pacífico. Foi posteriormente isolado de um ser humano na Nigéria em 1954. Desde a sua descoberta até 2007, foram raros os casos confirmados de infeção pelo vírus Zika em África e no Sudeste Asiático.

Em abril de 2007, ocorreu o primeiro surto fora de África e da Ásia na ilha de Yap, nos Estados Federados da Micronésia, caracterizado por erupção cutânea, conjuntivite e artralgia, que inicialmente se pensou ser dengue, chikungunya ou doença do rio Ross.No entanto, amostras de soro de doentes na fase aguda da doença continham ARN do vírus Zika. Houve 49 casos confirmados, 59 casos não confirmados, nenhum internamento e nenhuma morte. Mais recentemente, ocorreram epidemias na Polinésia, na Ilha da Páscoa, nas Ilhas Cook e na Nova Caledónia.

Mas espalhou-se em grande escala nas Américas, onde a transmissão foi detectada pela primeira vez no Brasil em maio de 2015. Desde abril de 2015, um grande e contínuo surto de vírus Zika que começou no Brasil espalhou-se por grande parte da América do Sul e Central e das Caraíbas. Em janeiro de 2016, os Centros de Controlo e Prevenção de Doenças (CDC) emitiram um alerta de viagem de nível 2 para as pessoas que viajam para regiões e certos países onde a transmissão do vírus Zika está em curso.A agência também sugeriu que as mulheres que pensam em engravidar devem consultar os seus médicos antes de viajar.Governos ou agências de saúde do Reino Unido, Irlanda, Nova Zelândia,

Canadá, União Europeia e Colômbia logo emitiram avisos de viagem semelhantes. De acordo com o CDC, as autoridades sanitárias brasileiras registaram mais de 3.500 casos de microcefalia entre outubro de 2015 e janeiro de 2016. Alguns dos bebés afectados sofreram um tipo grave de microcefalia e outros morreram. O espetro completo de resultados que podem estar associados à infeção durante a gravidez e os factores que podem aumentar o risco para o feto ainda não são totalmente conhecidos. Na região mais afetada do Brasil, cerca de 1% dos recém-nascidos são suspeitos de microcefalia.

Epidemiologia

Em 2007, os médicos das Ilhas Yap comunicaram aos Centros de Controlo e Prevenção de Doenças um surto de uma doença caracterizada por erupção cutânea, conjuntivite e artralgia. Os testes iniciais ao soro revelaram que alguns doentes tinham anticorpos IgM contra o vírus da dengue, mas os sinais e sintomas dos doentes eram clinicamente distintos da febre da dengue.

O surto de febre Zika na Micronésia demonstrou a transmissão do vírus Zika fora de África e da Ásia. Antes do surto nas ilhas Yap, nunca tinham sido registados surtos anteriores do vírus Zika e apenas tinham sido documentados 14 casos desde que o vírus foi isolado pela primeira vez em 1947. O vírus Zika está agora a ser transmitido localmente em Barbados, Bolívia, Brasil, Cabo Verde, Colômbia, República Dominicana, Equador, El Salvador, Guiana Francesa, Guadalupe, Guatemala, Guiana, Haiti, Honduras, Martinica, México, Panamá, Paraguai, Porto Rico, São Martinho, Suriname, Samoa, Ilhas Virgens Americanas e Venezuela, diz o CDC. O Zika chegou aos Estados Unidos, mas apenas através de viajantes que regressaram destas áreas infectadas. O Aedes albopictus, ou mosquito tigre asiático, que, juntamente com o Aedes aegypti, transmite o vírus Zika, está presente em muitas zonas dos Estados Unidos. Se os mosquitos nos Estados Unidos se tornarem efetivamente portadores, um modelo criado pelos investigadores de Toronto revelou que mais de 63% da população dos EUA vive em zonas onde o vírus Zika se pode propagar durante os meses sazonalmente quentes. Um pouco mais de 7% dos americanos vive em zonas onde o frio pode não matar o mosquito no inverno, deixando-os vulneráveis durante todo o ano. Todos os casos anteriores tinham ocorrido em África e na Ásia.

Desde que apareceu pela primeira vez no hemisfério ocidental em fevereiro de 2014, espalhou-se rapidamente pela América do Sul e Central, chegando ao México em novembro de 2015, tendo aparecido esporadicamente em viajantes para os Estados Unidos e para a Europa, mas não se espalhou de pessoa para pessoa nessas áreas.

Em maio de 2015, o Brasil notificou oficialmente os primeiros 16 casos da doença. Suspeita-se que o vírus Zika, transmitido por mosquitos, tenha sido a causa de 2400 casos de microcefalia e de 29 mortes de bebés no Brasil em 2015.

Devido à "crescente evidência de uma ligação entre o Zika e a microcefalia", os Centros de Controlo e Prevenção de Doenças (CDC) emitiram um alerta de viagem a 15 de janeiro de 2016, aconselhando as mulheres grávidas a considerarem o adiamento da viagem para os seguintes países e territórios: Brasil, Colômbia, El Salvador, Guiana Francesa, Guatemala, Haiti, Honduras, Martinica, México, Panamá, Paraguai, Suriname, Venezuela e a Comunidade de Porto Rico.A agência também sugeriu que as mulheres que estão a pensar em engravidar devem consultar os seus médicos antes de viajar.

Em 24 de janeiro de 2016, a Organização Mundial de Saúde alertou para a probabilidade de o vírus se propagar a quase todos os países das Américas, uma vez que o seu vetor, o mosquito Aedes aegypti, se encontra em todos os países da região, com exceção do Canadá e do Chile continental.

Etiologia

Juntamente com outros vírus desta família, o vírus Zika é envelopado e icosaédrico, com um genoma de ARN não segmentado, de cadeia simples e sentido positivo. Está mais estreitamente relacionado com o vírus Spondweni e é um dos dois vírus do clado do vírus Spondweni. O vírus foi isolado pela primeira vez em abril de 1947; seguiu-se um segundo isolamento do mosquito Aedes africanus no mesmo local, em janeiro de 1948, pela primeira vez a partir de seres humanos na Nigéria. A hipótese da patogénese do vírus começa com uma infeção das células dendríticas perto do local de inoculação, seguida de uma propagação aos gânglios linfáticos e à corrente sanguínea.

Existem duas linhagens do vírus Zika, a linhagem africana e a linhagem asiática. Estudos filogenéticos indicam que o vírus que se está a propagar nas Américas está mais estreitamente relacionado com as estirpes da Polinésia Francesa. Foram publicadas sequências completas do genoma do vírus Zika. Descobertas preliminares recentes a partir de sequências do domínio público revelaram uma possível alteração na utilização do códão da proteína não estrutural 1 que pode aumentar a taxa de replicação viral nos seres humanos.

Reservatório

O vírus Zika é um flavivírus transmitido por mosquitos. Os mosquitos vectores reproduzem-se normalmente em recipientes domésticos que contêm água; são agressivos durante o dia e alimentam-se tanto no interior como no exterior, perto das habitações. Os primatas não humanos e humanos são provavelmente os principais reservatórios do vírus, e a transmissão antroponótica (de humano para vetor para humano) ocorre durante os surtos. Embora os mosquitos sejam o vetor, a espécie reservatório permanece desconhecida, embora tenham sido encontradas provas serológicas em macacos e roedores da África Ocidental.

Transmissão

O vírus Zika é transmitido por mosquitos activos durante o dia e foi isolado de várias espécies do género Aedes, como o A. aegypti, e de mosquitos arborícolas, como o A. africanus, o A. apicoargenteus, o A. furcifer, o A. hensilli, o A. luteocephalus e o A. vitattus. Os hospedeiros vertebrados do vírus são principalmente macacos e seres humanos. Antes da atual pandemia, que teve início em 2007, o vírus Zika "raramente causava infecções reconhecidas nos seres humanos, mesmo em áreas altamente enzoóticas". Pensa-se que um grande número de mosquitos portadores do vírus e a falta de imunidade natural contribuem para a rápida propagação da infeção. Estudos demonstram que o período de incubação extrínseco nos mosquitos é de cerca de 10 dias. Os hospedeiros vertebrados do vírus são principalmente os macacos e os seres humanos. Antes da atual pandemia, que teve início em 2007, o vírus Zika "raramente causava infecções 'spillover' reconhecidas em humanos, mesmo em áreas altamente enzoóticas".

O risco potencial do vírus Zika para a sociedade pode ser delimitado pela distribuição das espécies de mosquitos que o transmitem (os seus vectores). A distribuição global do portador mais citado do vírus Zika, o A. aegypti, está a expandir-se devido ao comércio e às viagens a nível mundial.

Em 2015, o ARN do vírus Zika foi detectado no líquido amniótico de dois fetos, o que indica que atravessou a placenta e pode causar uma infeção de mãe para filho. Em 20 de janeiro de 2016, cientistas do Estado do Paraná, no Brasil, detectaram material genético do vírus Zika na placenta de uma mulher que tinha sido submetida a um aborto devido à microcefalia do feto, o que confirmou que o vírus é capaz de atravessar a placenta.

Manifestação clínica

A febre do Zika é uma doença causada pelo vírus Zika, **cujo** período de incubação não é claro, mas é provável que seja de alguns dias. Cerca de 80% das infecções não dão origem a sintomas. Os sintomas mais comuns da infeção pelo vírus incluem dores de cabeça ligeiras, erupção cutânea maculopapular, febre, mal-estar, olho cor-de-rosa e dores nas articulações. O primeiro caso bem documentado do vírus Zika foi descrito em 1964; começou com uma dor de cabeça ligeira e evoluiu para uma erupção cutânea maculopapular, febre e dores nas costas. No espaço de dois dias, a erupção cutânea começou a desaparecer e, no espaço de três dias, a febre desapareceu, permanecendo apenas a erupção cutânea, que começa frequentemente no rosto e depois se espalha por todo o corpo. Até agora, a febre Zika tem sido uma doença relativamente ligeira de alcance limitado, com apenas uma em cada cinco pessoas a desenvolver sintomas, sem vítimas mortais, mas o seu verdadeiro potencial como agente viral da doença é desconhecido. A maioria dos casos (60-80%) é assintomática.

As autoridades de saúde que estudaram o surto brasileiro de 2015 suspeitam que a doença pode ser transmitida de mãe para filho no útero e causar microcefalia, uma malformação congénita. No entanto, existem muito poucos relatos de casos na literatura, tendo sido documentadas manifestações hemorrágicas apenas num caso, hematospermia (sangue no sémen).

Complicações

Numa epidemia na Polinésia Francesa, ocorreram 73 casos de síndrome de Guillain-Barré e outras condições neurológicas numa população de 270.000 pessoas, que podem ser complicações do vírus Zika.Em dezembro de 2015, o Centro Europeu de Prevenção e Controlo de Doenças emitiu uma atualização abrangente sobre a possível associação do vírus Zika à microcefalia congénita e a esta síndrome.

Os dados sugerem que os recém-nascidos de mães que tiveram uma infeção pelo vírus Zika durante o primeiro trimestre de gravidez correm um risco acrescido de microcefalia e outras possíveis sequelas neurológicas podem incluir convulsões, problemas de visão ou audição e deficiências de desenvolvimento. Em dezembro de 2015, suspeitou-se que uma infeção transplacentária do feto pode levar à microcefalia e a danos cerebrais.

Diagnóstico

Com base nas características clínicas típicas, o diagnóstico diferencial da infeção pelo vírus Zika é amplo e pode incluir dengue, chikungunya, leptospirose, malária, rickettsia, estreptococo do grupo A, rubéola, sarampo e parvovírus, enterovírus e adenovírus. É difícil diagnosticar a infeção pelo vírus Zika apenas com base nos sinais e sintomas clínicos, devido a sobreposições com outros arbovírus que são endémicos em áreas semelhantes. O diagnóstico por serologia pode ser difícil, uma vez que o vírus pode ter reação cruzada com outros flavivírus, como o dengue, o Nilo Ocidental e a febre amarela. No entanto, o vírus Zika pode ser identificado por reação em cadeia da polimerase de transcrição reversa (RT-PCR) em doentes agudos. No entanto, o período de viremia pode ser curto e a Organização Mundial de Saúde recomenda que o teste RT-PCR reverso seja efectuado em soro colhido no prazo de 1 a 3 dias após o início dos sintomas ou em amostras de saliva ou urina colhidas durante os primeiros 3 a 5 dias. As reacções serológicas cruzadas com flavivírus estreitamente relacionados, como o dengue e a febre do Nilo Ocidental, bem como com vacinas contra flavivírus, são possíveis.

Tratamento

O vírus Zika tinha sido relativamente pouco estudado até ao grande surto de 2015, e ainda não existem tratamentos antivirais específicos.Não existe atualmente nenhum tratamento específico ou vacina disponível.A doença do vírus Zika é normalmente relativamente ligeira e não requer nenhum tratamento específico. As pessoas doentes com o vírus Zika devem descansar bastante, beber líquidos suficientes e tratar a dor e a febre com medicamentos comuns. Se os sintomas se agravarem, devem procurar cuidados e aconselhamento médico. Devido à distribuição geográfica e aos sintomas semelhantes, os doentes com suspeita de infeção pelo vírus Zika também devem ser avaliados e tratados para detetar uma possível infeção pelo vírus da dengue ou chikungunya. Algumas autoridades recomendaram a não utilização de aspirina e outros AINEs, uma vez que estes têm sido associados a síndroma hemorrágico quando utilizados para outros flavivírus. Além disso, a utilização de aspirina é geralmente evitada em crianças, sempre que possível, devido ao risco de síndroma de Reye.Um estudo in vitro revelou que o vírus Zika pode ser sensível ao tratamento com interferão, que é habitualmente utilizado contra outras infecções virais, mas estes resultados não foram testados em animais ou seres humanos.

Prevenção

A melhor forma de prevenção é a proteção contra as picadas de mosquito. Os mosquitos e os seus locais de reprodução constituem um fator de risco significativo para a infeção pelo vírus Zika. A prevenção e o controlo baseiam-se na redução dos mosquitos através da redução da fonte (remoção e modificação dos locais de reprodução) e da redução do contacto entre os mosquitos e as pessoas, o que pode ser feito através da utilização de repelente de insectos; do uso de vestuário (de preferência de cor clara) que cubra a maior parte do corpo possível; da utilização de barreiras físicas, como telas, portas e janelas fechadas; e do dormir sob redes mosquiteiras.É igualmente importante esvaziar, limpar ou tapar os recipientes que possam conter água, como baldes, vasos de flores ou pneus, de modo a eliminar os locais onde os mosquitos se podem reproduzir.Deve ser dada especial atenção e ajuda às pessoas que possam não ser capazes de se proteger adequadamente, como as crianças pequenas, os doentes ou os idosos.Durante os surtos, as autoridades sanitárias podem aconselhar a pulverização de insecticidas. Os insecticidas recomendados pelo Esquema de Avaliação de Pesticidas da Organização Mundial de Saúde (OMS) também podem ser utilizados como larvicidas para tratar recipientes de água relativamente grandes. Atualmente, não existe vacina, mas o seu desenvolvimento é uma prioridade dos Institutos Nacionais de Saúde.

O vírus é transmitido por mosquitos, o que torna o controlo e a prevenção de vectores um elemento essencial para o controlo da doença:

- cobrir a pele exposta com camisas de manga comprida e calças compridas.
- usar um repelente de insectos
- usar protetor solar, aplicar primeiro o protetor solar, deixar secar e depois aplicar o repelente de insectos.
- seguir as instruções da embalagem quando aplicar o repelente nas crianças. Evitar aplicar o repelente nas mãos, olhos ou boca das crianças.
- utilizar vestuário e equipamento tratados com permetrina (como botas, calças, meias e tendas)
- ficar e dormir em quartos com ecrã ou ar condicionado.
- utilizar um mosquiteiro se a zona onde dorme estiver exposta ao ar livre.
- esvaziar, limpar ou tapar os recipientes que podem conter água, como baldes, vasos de flores ou pneus, de modo a eliminar os locais onde os mosquitos se podem reproduzir.
- deve ser dada especial atenção e ajuda às pessoas que possam não ser capazes de

se proteger adequadamente, como as crianças pequenas, os doentes ou os idosos.

Resposta da Organização Mundial de Saúde

Em 17 de janeiro de 2016, a Organização Pan-Americana da Saúde (OPAS), o gabinete regional da Organização Mundial da Saúde das Nações Unidas, considerando o aumento do número de casos de anomalias congénitas, síndrome de Guillain-Barré e outras síndromes neurológicas ou auto-imunes em áreas afectadas pelo zika, recomendou que os seus Estados membros "estabelecessem e mantivessem a capacidade de detetar e confirmar casos de vírus Zika, preparassem as instalações de cuidados de saúde para responder a um possível aumento da procura de cuidados especializados para síndromes neurológicas, bem como para reforçar os cuidados pré-natais". A OMS está a apoiar os países no controlo da doença do vírus Zika através de:

- reforço da vigilância;
- reforçar a capacidade dos laboratórios para detetar o vírus;
- trabalhar com os países para eliminar as populações de mosquitos;
- preparar recomendações para os cuidados clínicos e a monitorização de pessoas com infeção pelo vírus Zika; e
- definir e apoiar áreas prioritárias de investigação sobre a doença do vírus Zika e possíveis complicações.
- Investigadores motivados estão a trabalhar arduamente em laboratórios de todo o mundo para tentar criar uma vacina contra o Zika.

Referências

1. "Infeção pelo vírus Zika". ecdc. europa.eu. Recuperado em 18 de janeiro de 2016.

2. "Sintomas, diagnóstico e tratamento". Vírus Zika. DVBD, NCEZID, Centros de Controlo e Prevenção de Doenças, janeiro de 2016.

3. Leonardo Aguiar. 5. "Ministério da Saúde confirma relaçâo McKenna Maryn. "Vírus Zika: Uma nova ameaça e um novo tipo de pandemia". Germinação (13 de janeiro de 2016).Recuperado em 18 de janeiro de 2016.

4. entre vírus Zika e microcefalia". Portal da Saùde - Ministério da Saùde - www.saude.gov.br. Data de Cadastro: 28/11/2015 as 18:11:32 alterado em 01/12/2015 as 18:12:02

5. Oliveira MAS, Malinger G, Ximenes R, et al. Infeção intrauterina pelo vírus Zika causa anormalidade cerebral fetal e microcefalia: ponta do iceberg?".Ultrasound in Obstetrics & Gynecology 2016; **47** (1): 6-7.

6. "Atualização epidemiológica: Surtos de vírus Zika e complicações potencialmente relacionadas com a infeção pelo vírus Zika". Centro Europeu de Prevenção e Controlo das Doenças. Recuperado em 18 de janeiro de 2016.

7. Dick G W A, Kitchen S F, Haddow A J. "Zika virus.Isolations and serological specificity". Transacções da Sociedade Real de Medicina Tropical e Higiene 1952; **46** (5): 509-520.

8. Diversos. "Etimologia: Vírus Zika". Doenças Infecciosas Emergentes.2014; **20** (6): 1090.

9. Altman LK. "Vírus pouco conhecido desafia um sistema de saúde distante". New York Times (3 de julho de 2007).

10. Duffy M R, Chen TH, Hancock W T et al. "Surto de vírus Zika na ilha de Yap, Estados Federados da Micronésia". New England Journal of Medicine 2009; **360** (24): 2536-43.

11. "Avisos de saúde em viagem sobre o Zika". www.cdc.gov. CDC. Recuperado em 24 de janeiro de 2016.

12. Lowes R. "CDC emite alerta de viagem sobre o zika". CDC (15 de janeiro de 2016). Recuperado em 16 de janeiro de 2016.

13. "Vírus Zika: Conselhos para quem planeia viajar para áreas com surtos". ITV News. 22 de janeiro de 2016. Recuperado em 24 de janeiro de 2016.

14. "Mulheres irlandesas grávidas alertadas sobre o vírus Zika na América Central e do Sul". RTE. 22 de janeiro de 2016. Recuperado em 23 de janeiro de 2016.

15. Nina Burton. "O vírus Zika solicita aviso de viagem para Kiwis".3News, Nova Zelândia (24 de janeiro de 2016). Recuperado em 24 de janeiro de 2016.

16. " Zika: Planos para as Olimpíadas anunciados pelas autoridades do Rio". BBC. 24 de janeiro de 2016. R

17. "O vírus Zika desencadeia chamadas de atraso na gravidez". BBC. 23 de janeiro de 2016. Recuperado em 23 de janeiro de 2016.

18. "Microcefalia no Brasil potencialmente ligada à epidemia do vírus Zika, o ECDC avalia o risco".Centro Europeu de Prevenção e Controlo das Doenças. Recuperado em 18 de janeiro de 2016.

19. "Surto de Zika no Brasil: Mais bebés nascem com defeitos congénitos". BBC. 2016.

20. Duffy M R, Chen Tai-Ho, Hancock W T, et al. "Zika virus outbreak on Yap Islands,Federated States of Micronesia". New England Journal of Medicine 2009; **360**(24): 2536-2543.

21. Gatherer, Derek; Kohl, Alain. "Vírus Zika: uma pandemia anteriormente lenta se espalha rapidamente pelas Américas". Jornal de Virologia Geral (18 de dezembro de 2015). doi: 10.1099 / jgv.0.000381.

22. Dyer O. "Zika virus spreads across Americas as concerns mount over birth defects".BMJ 2015; **351**:h6983.

23. Globo News 14 de maio de 2015, Ministério da Saúde do Brasil confirma primeiros casos de zika em dois estados, http://g1.globo.com/bemestar/noticia/2015/05/ministerio-da-saude- confirma-16-casos-de-zika-virus-no-brasil.html

24. "MONITORAMENTO DOS CASOS DE MICROCEFALIAS NO BRASIL (Português)" (PDF). CENTRO DE OPERAÇÕES DE EMERGÊNCIAS EM SAÙDE PÙBLICA SOBRE

MICROCEFALIAS. 12 de dezembro de 2015. Recuperado em 24 de dezembro de 2015.

25. O CDC emite orientações provisórias de viagem relacionadas com o vírus Zika para 14 países e territórios da América Central e do Sul e das Caraíbas http://www.cdc.gov/media/releases/2016/s0315-zika-virus- travel.html

26. É provável que o vírus Zika se espalhe pelas Américas, diz a OMS" http://www.theguardian.com/world/2016/jan/25/zika-virus-likely-spread- throughout- americas-says- who

27. Fauci A S, Morens D M. "Vírus Zika nas Américas - Mais uma ameaça de arbovírus". Jornal de Medicina da Nova Inglaterra (13 de janeiro de 2016); **0** (0): null.doi: 10.1056 / NEJMp1600297. ISSN 0028-4793. PMID 26761185.

28. "Ficha informativa para profissionais de saúde". ecdc.europa.eu. Recuperado em 24 de dezembro de 2015.

29. "Genoma do vírus Zika das Américas - The Lancet". www.thelancet.com. Recuperado em 26 de janeiro de 2016.

30. Kuno G I, Chang G J. "Sequenciação completa e caraterização genómica dos vírus Bagaza, Kedougou e Zika". Arquivos de Virologia 2007; **152** (4): 687-696.

31. Freire C C de Melo, Lamarino A, Neto, D de Li et al. "Spread of the pandemic Zika virus lineage is associated with NS1 codon usage adaptation in humans" . BioRxiv (25 de novembro de 2015): 032839 (8 páginas). doi:10.1101/032839.

32. Brack, Manfred (2012). Agentes transmissíveis de símios para o homem. p. 35. ISBN 3642719112.

33. Hayes E B. "Zika Virus Outside Africa" (Vírus Zika fora de África). Emerging Infectious Diseases 2009; 15 (9): 1347-50.

34. Lanciotti RS, Kosoy OL, Laven JJ, et al. "Propriedades genéticas e serológicas do vírus Zika associadas a uma epidemia, Estado de Yap, Micronésia, 2007". Emerging Infectious Diseases2007; 1232-9.

35. Kraemer M UG, Sinka M E, Duda K A et al. "A distribuição global dos vectores de arbovírus Aedes aegypti e Ae. albopictus". ELife 2015; **4**: e08347.doi:10.7554/eLife.08347. ISSN 2050-084X.

PMC 4493616. PMID 26126267.

36. Fundação, Thomson Reuters. "FACTBOX - O vírus Zika se espalha rapidamente pela América Latina e Caribe" news.trust.org. Recuperado em 26 de janeiro de 2016.

37. Mitchell, Cristina. "À medida que o vírus Zika se espalha, a OPAS aconselha os países a monitorizar e notificar anomalias congénitas e outras complicações suspeitas do vírus".

www.paho.org. Recuperado em 25 de janeiro de 2016.

38. Mitchell, Cristina. "Declaração da OPAS sobre a transmissão e prevenção do vírus Zika".

www.paho.org. Recuperado em 25 de janeiro de 2016.

39. Foy B K K, K C Foy, Blitvich B J et al. "Provável transmissão não vetorial do vírus Zika, Colorado, EUA". Doenças Infecciosas Emergentes 2011; **17** (5): 880-2.

40. Enserink, M. "Sexo depois de uma viagem de campo produz o primeiro resultado científico". Science News AAAS. (6 de abril de 2011).

41. Vogel, Gretchen. "Vírus de rápida disseminação pode causar defeitos congénitos graves". Notícias científicas. AAAS. (3 de dezembro de 2015). doi:10.1126/science.aad7527.

42. "Caso de aborto confirma que zika consegue atravessar a placenta". Bem Estar (em português). globo.com. 20 de janeiro de 2016.

43. Musso D, Nilles EJ, Cao-Lormeau VM. "Rápida disseminação do vírus Zika emergente na área do Pacífico". Microbiologia Clínica e Infecção2015; **20**(10):O595-O596.

44. "Ficha informativa para profissionais de saúde".ecdc.europa.eu. Recuperado em 22 de dezembro de 2015.

45. Lisa Schnirring. "O vírus Zika espalha-se por mais países". Centro de Doenças Infecciosas

Investigação e Política, Centro Académico de Saúde da Universidade de Minnesota (30 de novembro)

2015).Retrieved 11 December 2015.

46. Fauci A S, Morens D M. "Zika Virus in the Americas - Yet Another Arbovirus Threat" [Vírus Zika nas Américas - Mais uma ameaça de arbovírus]. New England Journal of Medicine 2016; **374** (2): 160113142101009.

47. "Avaliação rápida dos riscos: Epidemia do vírus Zika nas Américas: potencial associação com microcefalia e síndrome de Guillain-Barré". Estocolmo: Centro Europeu de Prevenção e Controlo das Doenças. 10 de dezembro de 2015. p.14.Retrieved 9 January 2016.

48. Beaubien, Jason. "O vírus Zika dá uma volta assustadora - e levanta muitas questões". NPR (22 de janeiro de 2016).

49. Darlington S. "O Brasil adverte contra a gravidez devido à propagação do vírus".CNN. (23 de dezembro de 2015) Recuperado em 23 de dezembro de 2015.

50. "WPRO | Zika vírus". www.wpro.who.int. Recuperado em 24 de dezembro de 2015.

51. Faye O, Faye O, Dupressoir A, et al. "One-step RT-PCR for detection of Zika virus." J Clin Virol 2008; **43** (1): 96-101.

52. "Para os prestadores de cuidados de saúde: Avaliação Clínica e Doença | Vírus Zika | CDC". www.cdc.gov. Recuperado em 24 de dezembro de 2015.

53. Fulginiti, Vincent. "Aspirina e Síndrome de Reye. "Pediatrics 1982;**69** (6): 810-12.

54. Petersen EE, Staples JE, Meaney-Delman D, et al. Directrizes provisórias para mulheres grávidas durante um surto do vírus Zika - Estados Unidos, 2016. MMWR Morb Mortal Wkly Rep.2016 Jan 22;65(2):30-3. doi: 10.15585/mmwr.mm6502e1 PMID 26796813

55. Hamel R, Dejarnac O, Wichit S,et al. Biologia da infeção pelo vírus Zika em células da pele humana.J Virol 2015 ;89 (17):8880-96.

56. "Os EUA lançam 'imprensa de campo inteiro' para uma vacina contra o zika".TIME.com. Recuperado em 23 de janeiro de 2016.

57. Síndrome neurológica, malformações congénitas e infeção pelo vírus Zika - Atualização epidemiológica17 Janeiro2016http://www.paho.org/hq/index.php?option=com Category &layout=blog&id=1218&Itemid=2291

Síndrome de Encefalite Aguda

Introdução

A encefalite é definida pela presença de um processo inflamatório do cérebro em associação com a evidência clínica de disfunção neurológica. Clinicamente, diz-se que um caso de síndrome de encefalite ocorre numa pessoa de qualquer idade, em qualquer altura do ano, com um início agudo de febre e uma alteração do estado mental (incluindo sintomas como confusão, desorientação, coma ou incapacidade de falar) e/ou um novo início de convulsões (excluindo convulsões febris). Síndrome de encefalite aguda (SAA) é o termo utilizado pela Organização Mundial de Saúde (OMS) para a vigilância de síndromes no contexto da encefalite Janapense. Esta definição inclui não só as encefalites virais, mas também todas as etiologias de febre e alterações sensoriais, como a meningite bacteriana, a meningite tuberculosa, a malária cerebral e a encefalomielite aguda disseminada. Um período de até 14 dias foi considerado por consenso para definir aguda. A síndroma de encefalite aguda é uma emergência médica e neurológica que exige a consideração imediata de questões fundamentais, incluindo o suporte imediato de vida, a identificação da causa e, quando disponível, a instituição de uma terapêutica específica. Os agentes etiológicos são variados e os médicos que tratam estas crianças sentem-se muitas vezes limitados pela falta de disponibilidade de testes de diagnóstico para a maioria destes agentes. Os pediatras que tratam estas crianças devem saber como lidar com uma criança com suspeita de encefalite, uma vez que a terapêutica antiviral específica pode salvar a vida nalgumas doenças e estas devem ser diagnosticadas sem demora. Para além disso, os cuidados de apoio são de extrema importância no tratamento destas crianças.

Etiologia

Na abordagem do doente com encefalite, deve tentar-se estabelecer um diagnóstico etiológico. Embora não exista um tratamento eficaz definitivo em muitos casos de encefalite, a identificação de um agente específico pode ser importante para o prognóstico, a profilaxia potencial, o aconselhamento dos doentes e dos familiares e as intervenções de saúde pública. Dos agentes patogénicos que se sabe causarem encefalite, a maioria são vírus. No entanto, apesar de testes exaustivos, a etiologia da encefalite permanece desconhecida na maioria dos doentes. Apesar do vasto leque de vírus que têm sido referidos como causadores de encefalite, a terapia antiviral específica está geralmente limitada a infecções causadas pelo vírus do herpes - especialmente o vírus do herpes simplex - e pelo VIH. Pode ser esporádica, como a encefalite por herpes simplex (HSE), ou epidémica, como a encefalite japonesa B (JE). A malária cerebral, a meningite piogénica e tuberculosa e as doenças ricketsiais podem imitar as características clínicas e/ou laboratoriais dos agentes causadores da síndrome de encefalite aguda.

Apresentação clínica

A síndrome da encefalite aguda partilha muitas características clínicas com a meningite aguda, de tal forma que os doentes com ambas as síndromes podem apresentar febre, cefaleias e alterações do nível de consciência. Embora as alterações do estado mental no início do curso da doença sejam geralmente mais comuns em doentes com encefalite, este achado não diferencia de forma fiável os doentes com encefalite dos doentes com meningite bacteriana e é importante considerar ambos os diagnósticos na apresentação. Outros achados em doentes com encefalite incluem disfunção cognitiva aguda, alterações comportamentais, sinais neurológicos focais e convulsões.

Diagnóstico

História e exame

Deve ser feita uma história clínica cuidadosa, com especial ênfase no início e na duração da doença, bem como noutras características como febre, cefaleias, vómitos, irritabilidade, convulsões e erupção cutânea. Uma história de febre ou doença recente sugere uma etiologia infecciosa aguda, mas também devem ser consideradas outras doenças em que a encefalopatia pode ser precedida por uma doença febril. Estas incluem a encefalomielite disseminada, a síndroma de Reyes e erros inatos do metabolismo mitocondriais e outros.

O exame físico geral pode fornecer pistas etiológicas úteis. A presença de palidez pode indicar malária cerebral ou hemorragia intracraniana. O iterícia pode indicar encefalopatia hepática ou malária cerebral. As erupções cutâneas são comuns na meningococcemia, dengue, sarampo, varicela, doenças ricketsiais e encefalite enteroviral. As petéquias são observadas na meningococcemia, dengue e febres hemorrágicas virais. O inchaço da parótida e a orquite apontam para a caxumba como etiologia. O herpes labial em crianças pequenas pode apontar para encefalite por vírus herpes simplex.

O exame neurológico tem como objetivo documentar o nível e a localização da disfunção cerebral. Pode também fornecer informações sobre as causas potenciais. O nível de consciência deve ser registado sob a forma de uma escala objetiva, como a Escala de Coma de Glasgow (GCS). Nos bebés e nas crianças, deve ser utilizada uma GCS modificada. O tamanho, a forma, a simetria e a resposta pupilar à luz fornecem pistas valiosas sobre a disfunção do tronco cerebral e do terceiro nervo. A dilatação pupilar unilateral no doente comatoso deve ser considerada como prova de compressão do nervo oculomotor devido a uma hérnia uncal ipsilateral, exceto se houver provas em contrário. Na HSE, os achados neurológicos estão sobretudo relacionados com a disfunção dos lobos fronto-temporais, nomeadamente alterações da personalidade, confusão e desorientação. O exame do fundo do olho deve ser efectuado para detetar papiledema e hemorragias da retina. As hemorragias retinianas são um indício importante de malária cerebral em ambiente endémico, estando presentes em quase um quarto dos doentes.

Investigações

Os exames básicos incluem hemograma completo (incluindo contagem de plaquetas), glicemia, electrólitos séricos, testes de função hepática e renal, hemocultura, gasimetria arterial (ABG), nível de lactato sérico (se disponível), esfregaço de sangue periférico (PS) e teste de diagnóstico rápido (RDT) para o parasita da malária e radiografia do tórax. Se o doente estiver hemodinamicamente estável e não apresentar sinais de aumento da pressão intracraniana (PIC), deve ser efectuada uma punção lombar (PL): O LCR deve ser examinado para análise citológica, bioquímica, coloração de Gram, coloração de Ziehl-Nielsen para AFB, cultura bacteriana, aglutinação em látex, PCR para HSV1 e 2 (se disponível) e anticorpo IgM para JE e vírus da dengue (se suspeito). Na avaliação de emergência, apenas a TAC pode ser possível, mas pode fornecer informações valiosas, como a presença de sangue, edema cerebral, hipodensidades do lobo temporal (nas encefalias por HSV) e exsudados basais e hidrocefalia (na meningite tuberculosa). Se possível, deve ser efectuada uma RM logo que o doente esteja estável, uma vez que fornece informações úteis sobre a etiologia e o diagnóstico alternativo.

Gestão

A abordagem inicial do tratamento do doente com suspeita de encefalite inclui o reconhecimento precoce da síndrome clínica, a avaliação diagnóstica adequada e a administração emergente de determinados agentes antimicrobianos. Infelizmente, apesar de testes exaustivos para identificar um agente etiológico, a maioria dos casos de encefalite infecciosa presumida permanece inexplicada. Outro grande desafio em doentes com encefalite é determinar o significado de um agente infecioso encontrado fora do SNC, normalmente identificado por testes serológicos ou cultura de um local não pertencente ao SNC no contexto da encefalite; estes agentes (por exemplo, vírus da hepatite C, rotavírus, M. pneumonial, espécies de clamídia e RSV) podem desempenhar um papel nas manifestações da doença no SNC.

Deve ser iniciado um tratamento empírico, enquanto se aguardam os resultados das investigações. Deve ser administrado um antibiótico de largo espetro, que pode ser interrompido se não houver indícios de meningite bacteriana. O aciclovir deve ser iniciado, uma vez que a EH é uma doença tratável e deve ser interrompido se tiver sido feito um diagnóstico alternativo. Se houver suspeita de malária cerebral, deve ser iniciado um tratamento anti-malárico empírico (terapia combinada à base de artemisina), que deve ser interrompido se o esfregaço periférico e os testes de diagnóstico rápido da malária forem negativos.

Após a estabilização das vias aéreas, da respiração e da circulação, devem ser instituídas outras medidas de cuidados de apoio. Os cuidados de apoio atempados e adequados são de importância primordial para reduzir a mortalidade e a morbilidade. Os doentes com GCS<8, com características de PIC elevada, estado epilético e choque devem, idealmente, ser tratados numa unidade de cuidados intensivos. A terapia com fluidos deve ser orientada para manter a euvolemia e a normoglicemia e para prevenir a hiponatremia. Os fluidos isotónicos são preferíveis e os fluidos hipotónicos devem ser evitados. Se houver características de síndrome de secreção inapropriada de hormona antidiurética (SIADH), só então os fluidos devem ser limitados a dois terços da manutenção diária.

A gestão da PIC elevada é crucial, uma vez que é uma causa comum de morte nestas crianças. Um erro comum no serviço de urgência é confundir a postura descerebrada com convulsões e tratar inadequadamente com medicamentos antiepilépticos. Por conseguinte, os parâmetros clínicos da PIC devem ser utilizados para orientar o tratamento. O manitol deve ser administrado numa dose de bolus inicial de 0,25 g/kg, depois 0,25 g/kg, g/6 horas até 48 horas. A solução salina hipertónica (3%) é preferível ao manitol na presença de hipotensão, hipovolemia e insuficiência renal, a uma taxa de 0,1-1 ml/kg/hora por infusão; o sódio sérico deve ser orientado para um nível de 145-155 meq/L.

A glucose no sangue deve ser monitorizada e deve ser evitada a hipo e a hiperglicemia. Se a criança estiver a ter convulsões ou tiver antecedentes de convulsões, deve ser administrado um anticonvulsivo. Deve ser administrado um benzodiazepam (lorazepam 0,1mg/kg) seguido de uma carga de fenitoína (20mg/kg). Mesmo que não haja história ou evidência clínica de convulsões, a terapia anticonvulsivante empírica pode ser considerada em crianças com GCS <8 e características de PIC elevada. Isso ocorre porque as convulsões podem aumentar ainda mais a PIC e piorar o resultado. O papel dos corticosteróides no tratamento da encefalite viral não está estabelecido. No entanto, os corticosteróides podem ser considerados juntamente com o aciclovir em doentes com edema cerebral acentuado, deslocação do cérebro ou PIC elevada. O seu papel permanece controverso porque os corticosteróides podem teoricamente aumentar a replicação viral.

As anomalias ácido-base e electrolíticas devem ser corrigidas. Quaisquer infecções bacterianas concomitantes, por exemplo, pneumonia, devem ser tratadas com antibióticos adequados. As infecções nosocomiais, a pneumonia por aspiração e os distúrbios da coagulação podem ocorrer como complicações, devendo ser detectados e tratados. O doente deve começar a fazer fisioterapia precocemente, para evitar o desenvolvimento de contratura.

Prevenção

A prevenção e/ou o controlo da síndrome da encefalite aguda (EAE) exige uma estratégia multifacetada que deve consistir em: i) vigilância dos casos de EAE; ii) controlo dos vectores; iii) redução do contacto homem-vetor; e iv) vacinação.

Imunização

A vacinação humana é a única medida eficaz, a longo prazo e com uma boa relação custo-eficácia contra a AES. A população em risco deve receber uma vacina segura e eficaz como parte do programa nacional de imunização. Estão a ser desenvolvidas vacinas contra muitos agentes virais responsáveis pela EAE em crianças, mas é sobretudo contra a encefalite japonesa (EJ) que existem vacinas disponíveis para utilização de rotina em alguns países.

Referências

1. Johnson RT. Encefalite aguda. Clin Infect Dis 1986; **23**:219-24.

2. Organização Mundial de Saúde. Síndrome de Encefalite Aguda. Vigilância da encefalite japonesa

janeiro de 2006. das normas recomendadas pela OMS para a vigilância de vacinas seleccionadas

doenças evitáveis a partir de: http://www.who. Int/vaccine_decuments/ Docs PDE 06/843.pdf. Acedido em 8 de agosto de 2012.

3. Directrizes para os Cuidados Clínicos da Encefalite Japonesa. PATH, novembro de 2006. Disponível em

de:www.path.org/vaccine resourses/files JE-clinical- Care-guidelines-PATH.pdf. Acedido em 3 de agosto de 2012.

4. Granerod J, Ambrose HE, Davies NW. Causas de encefalite e diferenças na sua apresentação clínica: um estudo prospetivo multicêntrico de base populacional. Lancet Infect Dis.2010; **10**:835-44.

5. Rao BL, Basu A, Gore MM. A large outbreak of acute encephalitis with high fatality in Andhra Pradesh, India, in 2003. Lancet, 2004; **364**:869-74.

6. Karmaker SA, Aneja S, KhaseS. A study of acute febrile encephalopathy with special reference to viral etiology. Indian J Pediatr. 2008; **75**:801-5.

7. Glaser CS, Gillian S, Schnuec D. Em busca de etiologias de encefalite: desafios de diagnóstico na

Projeto de Encefalite da Califórnia, 1998-2000. Clin Infect Dis 2003; **36**:731-42.

8. Romero JR, Newland, JG. Viral meningitis and encephalitis: traditional and emerging viral agents, Semin Pediatr Infect Dis 2003; **14**:72-82.

9. Sharma S, Kochar GS, Sankhyan N. Approach to child with coma. Indian Pediatr, 2010; **77**:1279-97.
10.John TJ, Malaya PP, Jadhav M. Encefalite por vírus da papeira e encefalite sem pasotite. Indian J Med Res. 1978; **68**:883-6.

11. Elbers JM, Bihaum A, Richardson SE, Ford-Jones EL. A 12 year prospective study of childhood herpes simplex encephalitis: is there a broader spectrum of disease? Pediatrics.2007; **119**: e 399407.

12. Kirkhan FJ, Newton CR, Whitchouse W. Escalas de Coma Pediátrico. Dev Med Child Neurol.2008; **50**:26774.

13.Stevens RD, Bhardwaj A. Approach to the comatose patient. Crit Care Med.2006; **34**:31-41.

14.Steiner I. Encefalite por vírus herpes simplex: nova infeção ou reativação ? Curr Opin Neurol.2011; **24**:268-74.

15.Sochemann JF, Doumbo O, Malvy D. Ocular lesions associated with malaria in children in Mali.Am J trop med Hyg. 2002; **67**:61-3.

16. Sharma S, Mishra D, Aneja S. Directrizes de consenso sobre a avaliação e a gestão da suspeita de encefalite viral aguda em crianças na Índia. Indian pediatr.2012; **49**:897-910.

17 Taylor DA. Impairement of consciousness and coma. Philadelphia: Elsevier, 200.

18 Sankhayan N, Vykunta Raju KN, sharmaS, Gulti S. management of raised intracranial pressure. Indian

J pediatr. 2010; **77**:1409-16.

19 Rabinstein AA. Tratamento do edema cerebral. Neurologista, 2006; **12:59-73**.

20 Kneen R, Michael BD, Menson E, Mehta B, Easton A, hemingwayC, et al. Management of suspected viral encephalitis in children. Associação de Neurologistas Britânicos e Grupo Britânico de Alergia, Imunologia e Infeção Pediátrica - Diretriz Nacional. J Infect.2012; **64**:449-77.

21 KameiS, Sekizawa T, Shiota H. Avaliação da terapêutica combinada com aciclovir e corticosteroide em doentes com encefalite provocada pelo vírus do herpes simplex. J neurol Neurosurg Psychiatry.2005; **76**:1544-9.

22 Glacer CA, Honarmand S, Anderson LJ, Schnurr DP, Cossen CK, et al. Vírus Beyound: perfil clínico e etiologias associadas à encefalite. Clin Infect dis.2006; **43**:1565-77.

Meningite tuberculosa

Introdução

A meningite tuberculosa (TBM) é uma infeção dos tecidos que cobrem o cérebro e a medula espinal (meninges).A TBM é causada pelo Mycobacterium tuberculosis, a bactéria que causa a tuberculose.A bactéria espalha-se para o cérebro e para a coluna vertebral a partir de outro local do corpo.Atualmente, mais de 2 mil milhões de pessoas (ou seja, um terço da população mundial) estão infectadas com tuberculose (TB), das quais aproximadamente 10% desenvolverão doenças clínicas.A incidência da tuberculose do Sistema Nervoso Central (TB do SNC) está relacionada com a prevalência da TB na comunidade e continua a ser o tipo mais comum de infeção crónica do SNC nos países em desenvolvimento. Apesar dos grandes avanços na imunologia, microbiologia e desenvolvimento de medicamentos, a TB continua a ser um dos grandes desafios da saúde pública. A pobreza, a falta de infra-estruturas de saúde pública funcionais, a falta de financiamento para apoiar a investigação fundamental destinada a desenvolver novos medicamentos, diagnósticos e vacinas e a co-epidemia de VIH continuam a alimentar a atual epidemia de TB. O tratamento deve ser iniciado o mais rapidamente possível, logo que exista uma suspeita razoável do diagnóstico. O tratamento não deve ser adiado enquanto se aguarda a confirmação do diagnóstico. Mais de metade dos casos de TBM não podem ser confirmados microbiologicamente e estes doentes são tratados apenas com base na suspeita clínica.A cultura de micobactérias do LCR demora, no mínimo, duas semanas, pelo que a maioria dos doentes com TBM inicia o tratamento antes de o diagnóstico ser confirmado.A previsão do prognóstico da TBM é difícil devido à evolução prolongada, à diversidade dos mecanismos patológicos subjacentes, à variação da imunidade do hospedeiro e à virulência da myobacterium tuberculosis.O prognóstico está relacionado com o estádio clínico no momento do diagnóstico.As complicações da TBM são lesões cerebrais, derrame subdural, perda de audição, hidrocefalia, convulsões. A vacina BCG pode ajudar a prevenir a TBM em crianças muito pequenas que vivem em áreas onde a doença é comum. O tratamento das pessoas que apresentam sinais de uma infeção de TB não ativa (dormente) pode impedir a propagação da TB. Um derivado proteico purificado (PPD) e outros testes de TB podem ser feitos para saber se uma pessoa tem este tipo de infeção. As novas vias de investigação incluem a investigação sobre a conceção de vacinas, o mecanismo de resistência aos medicamentos e os determinantes de virulência.

Epidemiologia

Em 1997, a meningite tuberculosa (TBM) era a quinta forma mais comum de TB extra-pulmonar. A TBM representava 5,2% de todos os casos de doença exclusivamente extra-pulmonar e 0,7% de todos os casos de TB notificados. A Organização Mundial de Saúde (OMS) estimou que um terço da população mundial está infetada pelo Mycobacterium tuberculosis. O relatório de advocacia indicou que são notificados anualmente 8 milhões de novos casos de TB e que ocorrem 2 milhões de mortes por ano. Em 2005, foram registados cerca de 8,8 milhões de novos casos de TB em todo o mundo, dos quais 7,4 milhões na Ásia e na África subsariana. Em 2005, as taxas de incidência da tuberculose mantiveram-se estáveis ou em declínio nas 6 regiões da OMS, mas o número total de novos casos de tuberculose continuou a aumentar lentamente; a carga de casos continua a crescer nas regiões de África, do Mediterrâneo Oriental e do Sudeste Asiático. Em muitas zonas de África e da Ásia, a incidência anual de infeção por tuberculose em todas as idades é de cerca de 2%, o que equivale a cerca de 200 casos de tuberculose por 10 000 habitantes por ano.No mundo em desenvolvimento, 10-20% das pessoas que morrem de TB são crianças.A TBM complica aproximadamente 1 de cada 300 infecções primárias de TB não tratadas.Antes do aparecimento do VIH, o fator determinante mais importante para o desenvolvimento da TBM era a idade.Dados publicados em 2000 revelaram que o risco aumentava com a idade em todos os grupos raciais e étnicos.No entanto, em geral, a TBM é mais comum em crianças do que em adultos, especialmente nos primeiros 5 anos de vida. De facto, as crianças com idades compreendidas entre os 0 e os 5 anos são mais frequentemente afectadas pela TBM do que qualquer outro grupo etário. No entanto, a TBM é pouco frequente em crianças com menos de 6 meses e quase não se ouve falar de bebés com menos de 3 meses, porque a sequência patológica causal demora pelo menos 3 meses a desenvolver-se. As crianças com idades compreendidas entre os 5 e os 14 anos têm sido frequentemente referidas como a idade favorecida, porque têm taxas de TB mais baixas do que qualquer outro grupo etário. Entre as pessoas com menos de 20 anos, as taxas de infeção por TBM são semelhantes em ambos os sexos.

Etiologia

Robert Kock demonstrou que a tuberculose (TB) era causada pelo Mycobacterium tuberculosis em 1882. O Mycobacterium tuberculosis é um bastonete gram-positivo aeróbio que se cora mal com hematoxilina e eosina (H&E) devido à sua parede espessa que contém lípidos, peptidoglicanos e arabinomananos. No entanto, a coloração de Ziehl-Neelsen forma um complexo na parede celular que impede a descoloração por ácido ou álcool, e os bacilos são corados num vermelho vivo, que se destaca claramente contra um fundo azul. Assim, as micobactérias são designadas bacilos ácido-rápidos (BAAR).

Factores de risco

A migração humana desempenha um papel importante na epidemiologia da tuberculose (TB) e, com o advento das viagens aéreas, a TB tem uma presença global. Uma vez infectados pelo Mycobacterium tuberculosis (MTB), a co-infeção pelo VIH é o fator de risco mais forte para a progressão para a tuberculose ativa; o risco foi estimado em 10% por ano, em comparação com um risco de 5-10% ao longo da vida entre as pessoas com tuberculose mas não infectadas pelo VIH. Os doentes infectados pelo VIH, especialmente os que têm SIDA, correm um risco muito elevado de desenvolver tuberculose ativa quando expostos a uma pessoa com tuberculose infecciosa suscetível ou resistente aos medicamentos. Outros factores predisponentes para o desenvolvimento de TB ativa incluem a desnutrição, a diabetes mellitus, a utilização de corticosteróides, a malignidade e o traumatismo craniano.

Fisiopatologia

A tuberculose por Mycobactrium nas meninges é a caraterística principal e a inflamação concentra-se na base do cérebro. Quando a inflamação ocorre no tronco cerebral, na área subaracnóidea, as raízes dos nervos cranianos podem ser afectadas. A infeção começa nos pulmões e pode disseminar-se para as meninges por várias vias. A disseminação sanguínea ocorre certamente e 25% dos doentes com TB miliar têm meningite tuberculosa (TBM), presumivelmente atravessando a barreira hemato-encefálica (BHE); mas uma parte dos doentes pode contrair meningite tuberculosa a partir da rutura de um foco cortical; uma parte ainda mais pequena contrai a meningite a partir de um foco ósseo na coluna vertebral. A TBM desenvolve-se em duas etapas. O MTB entra no hospedeiro por inalação de gotículas, sendo o ponto inicial de infeção os macrófagos alveolares. A infeção localizada aumenta no interior dos pulmões, com disseminação para os gânglios linfáticos regionais para produzir o complexo primário. Durante esta fase, está presente uma bacteriémia curta mas significativa que pode disseminar os bacilos da tuberculose para outros órgãos. Nas pessoas que desenvolvem TBM, os bacilos propagam-se para as meninges ou para o parênquima cerebral, resultando na formação de pequenos focos subapicais ou subependimários de lesões metastáticas em cascata, denominados focos de Rich, em homenagem ao estudo patológico original de Rich e McCordick. O segundo passo no desenvolvimento da TBM é o aumento de tamanho de um foco de Rich até à sua rutura para o espaço subaracnoide. A localização do tubérculo em expansão (ou seja, o foco de Rich) determina o tipo de envolvimento do SNC. Os tubérculos que se rompem para o espaço subaracnoide causam meningite e os que se encontram mais profundamente no parênquima cerebral ou na medula espinal causam tuberculomas ou abcessos. Um exsudado gelatinoso espesso infiltra-se nos vasos sanguíneos corticais ou meníngeos, produzindo infamação, obstrução ou enfarte. A meningite basal é responsável pela disfunção frequente dos nervos cranianos (NC) III, IV e VII, levando eventualmente à hidrocefalia obstrutiva por obstrução das cisternas basilares. A patologia neurológica subsequente é produzida por 3 processos gerais: formação de aderências, vasculite obliterativa e encefalite ou mielite.Em condições de fraca resistência, este processo pode resultar em áreas focais de cerebrite ou na formação de abcessos francos, mas o curso habitual é a coalescência de focos caseosos e o encapsulamento fibroso.Os tuberculomas podem coalescem em conjunto ou aumentar de tamanho, mesmo durante a terapêutica antituberculosa em curso.O processo pode ter uma base imunológica.Os tuberculomas podem também invadir a artéria do tronco intracraniano adjacente, causando em grande parte vasculite. Foi relatada uma provável disseminação embólica de tuberculomas no cérebro no TBM multirresistente.

Características clínicas

A TBM é difícil de diagnosticar e é necessário um elevado índice de suspeição para fazer um diagnóstico precoce. Devem ser inquiridos os antecedentes médicos e sociais do doente, incluindo o contacto recente com doentes com TB. Se houver um resultado positivo conhecido no teste de derivado proteico purificado (PPD), em especial uma conversão recente, deve ser determinado o historial de imunossupressão devido a uma doença conhecida ou a uma terapia medicamentosa. Deve procurar-se saber se o doente foi vacinado com BCG. A vacinação com BCG é parcialmente protetora contra a TBM; por conseguinte, uma história de vacinação com BCG ou a presença de uma cicatriz de vacinação com BCG proporciona um certo grau de segurança quando se considera o diagnóstico de TBM.Num indivíduo imunocompetente, a TB do SNC assume normalmente a forma de meningite que causa uma doença aguda a subaguda caracterizada por febre, cefaleias, sonolência, meningismo e confusão durante um período de aproximadamente 2-3 semanas. Frequentemente, na primeira fase da meningite, os doentes têm uma infeção do trato respiratório superior, facto que deve ser recordado quando a febre e a irritabilidade ou letargia concomitantes são desproporcionadas em relação à infeção evidente ou quando os sintomas gerais persistem após a melhoria das manifestações locais.Os sintomas visuais incluem deficiência visual ou cegueira e, ocasionalmente, o aparecimento abrupto de oftalmoplegia dolorosa, tendo sido notificado o aparecimento súbito de défices neurológicos focais, incluindo monoplegia, hemiplegia, afasia e tetraparésia. Foram observados tremores e, menos frequentemente, movimentos anormais, incluindo coreoatetose e hemibalismo, mais frequentemente em crianças do que em adultos. A síndrome da secreção inapropriada da hormona antidiurética (SIADH) é uma complicação comum e está associada a um mau prognóstico. A apresentação menos frequente inclui convulsões febris atípicas em crianças, paralisias isoladas de nervos cranianos, palíledema bilateral e estado confusional agudo.Duas formas raras de TBM são a meningite serosa por TB e a encefalopatia por TB.A meningite serosa da TB caracteriza-se por sinais e sintomas de meningite ligeira com recuperação espontânea. A encefalopatia da TB ocorre geralmente numa criança pequena com TB primária progressiva; a apresentação é de um nível reduzido de consciência com poucos sinais focais e meningismo mínimo. Para além do papiledema, o exame do fundo do olho revela ocasionalmente um tuberculoma da retina ou um pequeno nódulo branco-acinzentado da coroideia, altamente sugestivo de TB. Os CN III, IV, VII e, menos frequentemente, os CN II, VIII, X e XII também podem ser afectados. Os défices neurológicos focais podem incluir monoplegia, hemiplegia, afasia e tetraparésia.

Encenação

Em 1948, o Conselho Britânico de Investigação Médica desenvolveu um método para avaliar a gravidade da doença, como se segue:

Fase I: descreve os primeiros sintomas e sinais inespecíficos, incluindo apatia, irritabilidade, dor de cabeça, mal-estar, febre, anorexia, náuseas e vómitos, sem qualquer alternância no nível de consciência.

Estádio II: descreve uma alteração da consciência sem coma ou delírio, mas com sinais neurológicos focais menores; estão presentes sintomas e sinais de meningismo e meningite, para além de défices neurológicos focais, paresia isolada dos nervos cranianos (NC) e movimentos involuntários anormais.

Estádio III: descreve um estádio avançado com estupor ou coma, défices neurológicos densos, convulsões, postura e movimentos anormais. O prognóstico está diretamente relacionado com o estádio clínico no momento do diagnóstico.

Diagnóstico

A meningite tuberculosa (TBM) é difícil de diagnosticar. É frequente a confusão diagnóstica entre a TBM e outras meningoencefalites, em particular meningites parcialmente tratadas. A TBM deve ser considerada no diagnóstico diferencial de qualquer doente que apresente febre e uma alteração do sensório. É muito importante realizar um exame geral, sistémico e neurológico cuidadoso, procurando especialmente linfadenopatia, papiledema e tuberculomas durante a fundoscopia e o meningismo.

O líquido cefalorraquidiano (LCR) colhido por punção lombar (PL) é analisado para o diagnóstico de TBM. O LCR na TBM tem normalmente um elevado teor de proteínas, baixa glucose e um número elevado de linfócitos. A cultura do LCR é demorada e raramente produz resultados positivos. Mais de metade das causas de TBM não podem ser confirmadas microbiologicamente e estes doentes são tratados com base na suspeita clínica. As modalidades de imagiologia do SNC carecem de especificidade, mas ajudam a monitorizar os doentes que necessitam de neurocirurgia. A concentração de electrólitos deve ser medida, uma vez que a hipernatremia ligeira a moderada está presente em cerca de 45% dos doentes, constituindo, em alguns casos, uma verdadeira síndrome de secreção inapropriada de hormona antidiurética (SIADH). O teste tuberculínico tem um valor limitado e a história natural variável e a caraterística clínica que acompanha a TBM dificultam o diagnóstico.Os CDC, a American Thoracic Society e a Infectious Disease Society of America actualizaram as directrizes e estas são bastante úteis na prática. Estas directrizes sublinham que, em geral, não se deve fazer uma prova cutânea de tuberculina a não ser que se ofereça tratamento no caso de um resultado positivo. Os pontos de corte para a induração (5, 10 ou 15 mm) para determinar um resultado positivo variam com base na categoria atual em que o doente se insere. Embora esta abordagem possa diminuir a especificidade do teste, aumenta a sensibilidade para captar as pessoas com maior risco de desenvolver a doença num curto espaço de tempo. Os resultados negativos do PPD não excluem a TB; se a prova cutânea com 5 tuberculinas for negativa, deve ser repetida com uma prova tuberculínica de 250 tuberculinas. É de notar que a prova é frequentemente não reactiva em pessoas com TBM. A reação em cadeia da polimerase (PCR) pode fornecer um diagnóstico rápido e fiável da TBM, embora possam ocorrer resultados falsos negativos em amostras que contenham muito poucos organismos (<2 unidades formadoras de colónias por ml). A radiografia do tórax pode revelar linfodenopatia hilar, pneumonia simples, infiltrado, infiltrado fibronodular, cavitação e/ou derrame pleural/cicatriz pleural. A tomografia computorizada e a ressonância magnética do cérebro revelam hidrocefalia, espessamento meníngeo basilar, enfartes, edema e tuberculomas. Embora não sejam específicas, ajudam a monitorizar complicações que requerem neurocirurgia. A radiografia do crânio pode revelar evidência de aumento da pressão intracraniana em crianças, sob a forma de diástase sutural. A medição da atividade da adenosina deaminase pode ser um instrumento barato e valioso para o diagnóstico da TBM.

Diagnóstico diferencial

As seguintes condições devem ser consideradas durante o diagnóstico de TBM: encefalite aguda disseminada, meningite asséptica, meningite por hemófilo, meningite meningocócica, encefalite viral, meningite viral, empiema subdural.

Complicações

As complicações desenvolvem-se em vários intervalos após a TBM, mesmo em doentes adequadamente tratados após a esterilização do LCR. Os sintomas mais comuns são a paraparesia subaguda, a dor radicular, as disfunções da bexiga e a paralisia subsequente. Entre as complicações da TBM, as mais importantes incluem danos cerebrais, derrame subdural, perda de audição, hidrocefalia, convulsões, etc.

Prognóstico

A TBM é uma doença muito crítica em termos de desfecho fatal e sequelas permanentes, exigindo um diagnóstico e tratamento rápidos. A previsão do prognóstico da TBM é difícil devido ao seu curso protuso, à diversidade dos mecanismos patológicos subjacentes, à variação da imunidade do hospedeiro e à virulência do Mycobacterium tuberculosis. Inicialmente, apenas os índices clínicos eram utilizados para prever o resultado, tais como o nível de consciência, o estádio da meningite, o estado de vacinação com BCG, os achados no LCR e a evidência de aumento da pressão intracraniana (PIC).Os achados radiológicos, como a hidrocefalia, o enfarte, a gravidade do exsudado e o tuberculoma, também foram considerados para prever o prognóstico da TBM. As variáveis mais significativas para prever o resultado da TBM são a idade, o estádio da doença, a fraqueza focal, a paralisia dos nervos cranianos (NC) e a hidrocefalia.Os doentes com TBM continuam a ter maus resultados a longo prazo, apesar da terapêutica antituberculosa optimizada. Embora o aumento da idade e a co-infeção com o VIH possam oferecer alguma explicação, não explicam a totalidade do quadro. As crianças com TBM que foram vacinadas com BCG parecem manter uma melhor mentalidade e têm resultados superiores, o que pode ser explicado, em parte, pela melhor resposta imunitária à infeção, como se reflecte na contagem mais elevada de células do LCR neste grupo de doentes.

Gestão

O tratamento da TBM é feito com isoniazida, rifampicina, pirazinamida e etambutol durante 2 meses, seguido de isoniazida e rifampicina isoladamente durante mais 10 meses. Os esteróides ajudam a reduzir o risco de morte ou de défice neurológico incapacitante.Os esteróides podem ser utilizados nas primeiras seis semanas de tratamento, mas devem ser utilizados com precaução em indivíduos que também têm VIH.Alguns doentes podem necessitar de agentes imunomoduladores, como a talidomida.A hidrocefalia, que ocorre como uma complicação, exigirá um shunt ventricular.A adição de aspirina pode melhorar a mortalidade, possivelmente através da redução de complicações como os enfartes. Na TBM, apesar do tratamento adequado da hidrocefalia e de várias outras complicações, é frequente os doentes não melhorarem, estando este mau resultado muitas vezes associado ao extenso exsudado tuberculoso nas cisternas subaracnóideas do cérebro, que afecta os vasos cerebrais e induz a otimização das variáveis fisiológicas para preservar a perfusão cerebral.

A eficácia das directrizes de tratamento é determinada pela taxa de cura e pelo nível de resistência adquirida aos fármacos.Os incumpridores do tratamento e da revisão devem ser identificados e devem ser envidados todos os esforços para os localizar e reinstituir prontamente a terapêutica ou a observação.A evidência relativa à duração do tratamento é contraditória.A duração da terapêutica convencional é de 6-9 meses, embora alguns investigadores continuem a recomendar tantos componentes como a duração do tratamento no caso de TBM multirresistente.

Referências

1. Nelson L J, Schneider E, Wells CD, Moore M. Epidemiology of childhood tuberculosis: the need for

vigilância contínua. Pediatrics, 2004; **114** (2): 333-41 [Medline].

2. Misra UK, KalitaJ, Srivastava M, et al.Prognóstico da meningite tuberculosa: uma análise multivariada, J

Neurol Sci,1996; **137** (1): 57-61 [Medline].

3. Wasay M. Tuberculose do sistema nervoso central e resposta paradoxal. South Afr Med J. 2006;

399(4):331-2 [Medline].

4. Organização Mundial de Saúde. Disponível em htt://www.who.int/tb/ publications/advocacy report 2003/en/index. ht ml. Acedido em 2003.

5. Tabbra KF. Tuberculose. Curr Opin Opthalmol.2007; **18**(6): 493-501 [Medline].

6. Organização Mundial de Saúde. Tuberculose. Organização Mundial de Saúde. Disponível em

http://www.who.int/mediacentre fact sheets/fs 104/en/ Acedido em 12/04/2008.

7. P1301, Robins & Cotran, Pathologic Basis of Disease, 8ª edição.

8. Jain SK, Paul Satyaseela M, Lamichhan K, et al. Invasão e travessia do Mycobacterium tuberculosis

através de uma barreira hemato-encefálica humana in vitro como mecanismo patogénico da TB no SNC. J Infect Dis.2006; **193**(9):1287-95.

9. Rich Ar, Mc Cordick HA. A patogénese da meningite tuberculosa. Boletim de John Hopkins

Hospital. 1933; **52**:5-37.

10. Nicells DJ, King M, Holland D, et al. Tuberculomas intracranianos que se desenvolvem durante a terapêutica para a tuberculose pulmonar. Lancet Infect Dis. 2005; **5**(127):795-801).

11. Hejazi N, Hassler W. Tuberculomas intracranianos múltiplos com resposta atípica ao tratamento tuberculostático

quimioterapia: revisão da literatura e relato de um caso. Infection, 1997; **25**(4):233-4.

12. Blanco Garcia FJ, Sanchez BM, Freire M. Características histopatológicas da vasculite cerebral associada a

com mycobacterium tuberculosis. Arthritis Rheum.1999; **42**(2):383.

13. Kohli A, Kapoor R. Quadro neurológico. Propagação embólica de tuberculomas no cérebro em pacientes com tuberculose

J Neurol Neurosurg Psychiatry, 2008; **79**(2):198.

14. Walker V, selby G, Wacogne I. A vacinação neonatal protege contra a meningite tuberculosa? Arch dis Child 2006; **91**(9): 789-91 [Medline].

15. Biswas J, Madhavan HN, Gopal L, et al. Tuberculose intraocular, estudo clinicopatológico de cinco casos. Retina, 1995; **15** (6):461-8 [Medline].

16. Zuger A, Lowy FD. Tuberculosis In: Scheld WM, Whity RJ, Durack DT, eds. Infections of CNS (Infecções do SNC), 2ª edição. Philadephia: Lippincott -Raven; 1997:417-43.

17. Alarcon F, Moreira J, Rivera J, et al. Meningite tuberculosa: as ferramentas de diagnóstico modernas oferecem uma melhor previsão do prognóstico? Indian J Tubere, 2013; **60(**1):5-14 [Medline].

18. Ho J, Marais BJ, Gilbert GL, Ralph AP. Diagnosticando a meningite tuberculosa - fizemos algum progresso? Trop Med Int Health; Mar-25, 2013 [Medline].

19. Thwaites GE. Avanços no diagnóstico e tratamento da meningite tuberculosa. Curr Opin Neurol, Mar

12, 2013 [Medline].

20. Teste tuberculínico objetivo e tratamento da infeção tuberculosa latente. Esta declaração oficial da Sociedade Americana foi adoptada pelo Conselho de Administração da ATS, em julho de 1999. Esta é uma declaração conjunta da America Thoracic Society (ATS). Am J Respir Crit Care med.2006; **161** (4 P+2): 221-47 [Medline].

21. Janvier F, Servonnet A, Delasour H, et al. Valor do nível de adenosina deaminase em pacientes com tuberculose neuromeníngea. Med trop (Marte) 2010; **70**(1): 88-93 [Medline].

22. Moghtaderi A, Alvi-Naini R, Rashki S. Paralisia do nervo craniano como fator de diferenciação entre meningite tuberculosa e meningite bacteriana aguda. Ata Med Iran, 2013; **51**(2):113-18 [Medline].

23. Shaw JE, Pasipanodya JG, Gumbo T. Meningeal tuberculosis: high long-term mortality despite standard therapy. Medicine (Baltimore), 2010; **89**(3):189-95 [Medline].

24. Kumar R, Kumar P, et al. Meningite tuberculosa em crianças vacinadas com BCG e não vacinadas. J Neurol Neurosurg Psychiatry 2005; **76**(11): 1550-54 [Medline].

25. Prasad K, Singh MB. "Corticosteróides para o tratamento da meningite tuberculosa". A base de dados cochrane de revisões sistémicas (1) Jan 23,2008;CD 00 2244.doi:10,1002/1465858,CD002244.pub 3.PMID 18254003.

26. Thwaites GE, Nyuyen DB, Hyuyen HD, et al. "Dexamerhasone for the treatment of tuberculous meningitis in adelescents and adults". N Eng KJ Med 2004; **351** (17):1741-51.

27. Misra UK, Kalital J. "Role of aspirin in tuberculous meningitis: a randomized open-label placebo-controlled trial." J Neurol 2010; **293** (1-2): 12-17.

28. Figaji AA, Sandler SI, Figgen AG, et al. Monitorização contínua e intervenção para isquemia cerebral na meningite tuberculosa.Pediatr Crit Care Med.2008; **9** (4); 25-30 [Medline].

Malária cerebral em crianças

Introdução

A malária é a mais importante das doenças parasitárias dos seres humanos, e a sua complicação neurológica, a malária cerebral, é sem dúvida uma das encefalopatias não traumáticas mais comuns no mundo. Estima-se que 300 a 500 milhões de indivíduos sejam afectados anualmente e que cerca de 1,5 a 2,5 milhões de pessoas morram de malária todos os anos. Apesar de décadas de investigação exaustiva, continua a não ser possível encontrar uma vacina eficaz contra esta doença mortal. A malária cerebral é uma complicação da malária que põe a vida em risco, sendo definida como um nível profundo de inconsciência (incapacidade de localizar um estímulo doloroso) na presença de uma parasitemia assexuada de P.faciparum, após a correção da hipoglicemia e a exclusão de outras encefalopatias, especialmente a meningite bacteriana e a encefalite viral localmente prevalecente. Afecta mais as crianças do que os adultos e deve ser considerada em qualquer doente com perturbações da consciência. A malária cerebral é uma emergência médica que exige avaliação clínica e tratamento urgentes, tendo-se verificado que a maioria das mortes por malária grave, sobretudo do tipo cerebral, ocorre nas primeiras 24 horas de internamento, apesar da eficácia dos antimaláricos (quinino ou artemisinina). A taxa de mortalidade é elevada e um número significativo de crianças sobreviventes sofre de um défice neurológico transitório no momento da alta e de deficiências cognitivas subtis a longo prazo. É necessário um elevado índice de suspeição para um diagnóstico precoce e um tratamento eficaz.

Etiologia

Cinco espécies de plasmodium podem causar malária no homem, nomeadamente, P.vivax, P.falciparum, P.ovale, P.malaria e P.knowlesi.O Plasmodium falciparum é responsável por quase toda a mortalidade causada pela malária e é a única espécie que parece afetar diretamente o sistema nervoso central, causando défices neurológicos e sequelas cognitivas. A malária falciparum causa mais de um milhão de mortes por ano e também contribui significativamente para muitas outras mortes, principalmente em crianças pequenas, através da sinergia com outras infecções e doenças, incluindo a malária grave (MC). A malária grave é uma doença multissistémica potencialmente fatal, da qual a malária cerebral, caracterizada por coma irremediável, é uma das características mais comuns.

Fisiopatologia

A caraterística histopatológica da malária cerebral é o ingurgitamento dos capilares e vénulas cerebrais com glóbulos vermelhos parasitados (PRBCs) e com glóbulos vermelhos não parasitados (NPRBCs). O cérebro está geralmente inchado no postmortem e a coloração imuno-histoquímica sugere ativação endotelial e rutura da barreira hemato-encefálica.Pensa-se que o sequestro de glóbulos vermelhos que contêm formas maduras do parasita (trofozoítos e esquizontes) na microvasculatura é a causa das principais complicações da malária falciparum, em particular da malária cerebral. Pensa-se que a sequestração é uma interação específica entre os glóbulos vermelhos e o endotélio vascular (co-aderência) que reduz o fluxo sanguíneo microvascular e é considerada a causa da disfunção de órgãos e tecidos.

Características clínicas

A malária cerebral é uma das características da malária grave, que é uma doença multissistémica. As três queixas mais frequentes da malária cerebral (MC) são a febre, a convulsão e a perda de consciência. O quadro clínico da malária cerebral é o de uma encefalopatia difusa com coma irressecável; os sinais focais são relativamente pouco frequentes.Em mais de 50% dos casos pediátricos, as convulsões são mais frequentemente do tipo tónico-clónico generalizado, mas também podem ser do tipo Jacksoniano ou focais. Em crianças pequenas, cerca de 25% das convulsões são subclínicas ou subtis, com atividade convulsiva no EEG, mas apenas movimentos convulsivos ligeiros dos membros ou dos músculos faciais.

Ao exame neurológico, o doente febril não apresenta sinais de meningismo, embora não seja rara a resistência passiva à flexão do pescoço e possa ocorrer hiperextensão do pescoço.Os olhos apresentam frequentemente um olhar divergente, com reflexos oculocefálicos normais.Os reflexos pupilares e corneanos são habitualmente normais, mas podem estar ausentes em doentes profundamente comatosos.À fundoscopia, podem observar-se hemorragias retinianas em cerca de 15% dos casos. Estas hemorragias têm a forma de barco ou de chama e raramente invadem a mácula. O envolvimento dos nervos cranianos em doentes com MC é raro. O tónus muscular e os reflexos tendinosos estão frequentemente aumentados, mas também podem ser normais ou reduzidos.Os reflexos abdominais estão ausentes e os reflexos plantares são extensores em cerca de metade dos casos.Podem estar presentes várias formas de postura anormal, com um padrão decorticado com rigidez flexora ou um padrão descerebrado com respostas extensoras anormais nos braços e pernas com ou sem ofistotonus.

Diagnóstico

Uma vez que a doença é tão comum no mundo tropical, a malária cerebral deve ser considerada em doentes em coma precoce com história de febre que tenham estado numa zona malária nos dois meses anteriores.

Na prática clínica, o diagnóstico de malária cerebral baseia-se na deteção de uma forma assexuada de P. falciaprum no sangue periférico de um doente febril com coma não-recrutável que se prolonga por mais de 30 minutos após a cessação das convulsões e para o qual não foi encontrada outra causa através de testes clínicos e laboratoriais. As películas espessas têm uma maior sensibilidade para o diagnóstico, enquanto as películas finas permitem uma especiação e quantificação mais exactas da parasitemia. Os testes de diagnóstico rápido (RDT) são utilizados em muitos contextos. Os RDT detectam proteínas e enzimas associadas ao parasita em circulação.Deve ser feita uma punção lombar (PL) para análise do líquido cefalorraquidiano (LCR), a fim de excluir a meningite bacteriana, que partilha algumas características com a malária cerebral. Outros exames incluem hemograma completo, glicemia, teste de função hepática, teste de função renal, hemocultura(s) para febre tifoide, bacteremia ou ambas, radiografia do tórax para excluir pneumonia adquirida na comunidade.

Gestão

A malária cerebral é uma emergência médica que exige uma avaliação clínica e um tratamento urgentes. O principal objetivo do tratamento é evitar a morte do doente e os objectivos secundários são a prevenção de incapacidades e a prevenção do recrudescimento. A mortalidade da malária cerebral não tratada aproxima-se dos 100%. Com um tratamento antimalárico rápido e eficaz e cuidados de apoio, a mortalidade desce para 15-20% em geral. Os medicamentos disponíveis são o artesunato injetável, o quinino e o artemether. A cloroquina intravenosa tornou-se obsoleta na Ásia e em quase todo o resto do mundo devido à resistência generalizada do parasita a este medicamento outrora tão bem sucedido. O artesunato pertence ao grupo das artemisininas, que são atualmente os medicamentos antimaláricos mais rápidos e potentes e que, ao contrário do quinino, actuam não só sobre a forma madura dos parasitas, mas também sobre as formas anelares mais jovens, impedindo a sua maturação e sequestro.Para evitar o recrudescimento da infeção, deve ser administrada medicação de seguimento. São possíveis vários regimes, tais como um ciclo completo de artemeter-lumefantrina (co-artem^R) (ciclo total de 7 dias, incluindo a forma parentérica) e clindamicina (10mg/kg bd. durante 7 dias).Até que o artesunato parentérico seja mais amplamente registado e esteja disponível em mais países, a maioria dos doentes na Ásia continuará a ser tratada com quinino parentérico. O quinino tem um rácio terapêutico estreito e nunca deve ser administrado por injeção em bolus, o que pode levar a hipotensão fatal.

Deve ser administrada uma dose de carga de 20 mg/kg de peso corporal durante 4 horas por perfusão controlada com dextrose. A dose de carga é seguida de uma dose de 30mg/kg/24 horas sob a forma de perfusão contínua ou em 3 doses divididas de 10mg/kg cada, administradas ao longo de 4 horas. A quinina pode ser mudada para a formulação oral, utilizando a mesma dose de 10mg/kg t.i.d., se o doente conseguir comer e esta deve ser combinada com clindamicina.

Infelizmente, o tratamento da malária cerebral não termina com a eliminação dos parasitas. O quadro clínico da malária cerebral pode persistir ou mesmo agravar-se com o passar do tempo, apesar da eliminação dos parasitas do sangue. Além disso, podem surgir complicações como insuficiência renal aguda, lesão pulmonar aguda, etc. Como não existe um medicamento definitivo para combater estas complicações, é necessária uma terapia sintomática de apoio. Observou-se que a maior parte das mortes por malária ocorre nas primeiras 24 horas de internamento, apesar da eficácia dos medicamentos antimaláricos, pelo que é urgente tratar as múltiplas complicações juntamente com o tratamento antimalárico definitivo.O grau de acidose é um determinante importante do resultado; o nível de bicarbonato plasmático ou de lactato venoso deve, por conseguinte, ser medido, incluindo o nível arterial p^H e devem ser tomadas medidas para o corrigir.O desconforto respiratório, em particular com a respiração acidótica em crianças gravemente anémicas, indica frequentemente hipovolemia e requer reidratação imediata e, quando indicado, transfusão de sangue. Em alguns doentes, são necessários antibióticos de largo espetro, uma vez que a septicemia concomitante não é invulgar.

Prognóstico

A morte entre as crianças hospitalizadas com malária cerebral deve-se frequentemente a paragem respiratória e sinais do tronco cerebral e a maioria das mortes ocorre nas 24 horas seguintes à apresentação no hospital. Nos doentes que sobrevivem, o tempo médio para a recuperação total da consciência é de aproximadamente 24 horas nas crianças, em comparação com 48 horas nos adultos.Nas crianças, as anomalias neurológicas residuais são mais comuns, cerca de 12% ainda apresentam sintomas no momento da alta, incluindo hemiplegia, cegueira cortical, afasia e araxia cerebelar. A prevalência de défices neurológicos no momento da alta entre os sobreviventes da malária cerebral varia entre 9 e 17,7%. Estes sintomas desaparecem frequentemente de forma completa num período de um a seis meses em mais de metade das crianças, mas um quarto ficará com défices neurológicos importantes.

Referências

1 Charles RJC, Hien TT, White N. Malária Cerebral. J Neurol P Neurosurg Psychiatry 2000; **69:**433-44.

2 Mahanty S, Patel DK, Pati SS, Mishra SS, et al. Terapia adjuvante na malária cerebral. Indian J Med Res 2006; **124**:245-260.

3 Singh B, Kim Sung L, Shamsul SS. Um grande foco de plasmodium knowlesi adquirido naturalmente em

infecções em seres humanos. Lancet 2004; **363**:1017-24.

4 Newton CR, Hien TT, White N. Malária cerebral. J Neurol Neurosurg Psychiatry 2000; **69**:433-41.

5 OMS (2005) Situação Mundial do Paludismo. Relatório Mundial sobre a Malária 2005. WHO/HTM/MAL/2005,1102,

Genebra: RBM/UNICEF/Organização Mundial de Saúde 5-17.

6 Arjen M Dondor P. Neurology Asia 2005; **10**:67-77.

7 Warell DA, Molyneux ME, Beales PF. Malária grave e complicada. Trans R Soc Trop Med Hyg

1990: **84** (suppl 2):1-65.

8 Organização Mundial de Saúde. Management of severe malaria: a practical handbook, 2nd ed. Genebra

Organização Mundial de Saúde, 2000.

9 Mac Pherson GG. Warell MJ, White NJ, et al. Malária cerebral humana. Uma análise ultra-estrutural quantitativa do sequestro de eritrócitos parasitados. AM J Pathol 1985; **119**:385-401.

10 Turner G DH, Morrison H, Jones M. Um estudo imunohistoquímico da patologia da malária fatal. Am J Pathol 1994; **145:**1057- 69.

11 . Brown H, Hien TT, Day N. Evidência de disfunção da barreira hemato-encefálica na malária cerebral humana. Neuropathol Appl Neurobiol 1999;**25** :331-40.

12 White NJ, Ho M. The Pathophysiology of malaria (A fisiopatologia da malária). Adv Parasitol 1992; **3**:83-173.

13 Davis TME, Krishna S, Looareesuwan S. Erythrocyte sequestration and anemia in severe falciparum malaria. J Clin Invest 1990; **86**:793-800.

14 Kaul Dk, Liu XD, Nagel RL. Hemodinâmica microvascular e provas in vivo do papel da molécula de adesão intercelular-1 no sequestro de glóbulos vermelhos infectados num modelo de malária letal no rato. Am J Trop Med Hyg 1998;**58** :240-247.

15 Marsh K, Forster D, Waraira C. Indicadores de malária com risco de vida em crianças africanas. N Engl Med 1995; **332**: 1399-1404.

16 Oluwayemi OI, Brown BJ, Oysdeji OA, et al. Preditores clínicos e laboratoriais do resultado da malária cerebral nos subúrbios da Nigéria. J Infect Dev Ctries 2013; **7**:600-607.

17 Grupo de Doenças Transmissíveis da Organização Mundial de Saúde, Malária falciparum grave. Trans R Soc Trop Med Hyg 2000; **94** (s-1):1-90.

18 Kakkihya BS. História da Malária. Sítio Malria 2014.

19 Olumese PE, Gbodegesin RA, AdeymoAA, Brown B, et al. Características neurológicas da malária cerebral em crianças nigerianas, Am Trop Pediatr 1999; **19**:321-325.

20 Lewallen S, Haeding SP, Ajewole. Uma revisão do espetro de achados clínicos e do fundo ocular na malária P.falciparum em crianças africanas com uma proposta de classificação e sistema de graduação. Trans T Soc Trop Med Hyg 1999; **93**:619-22.

21 Directrizes da OMS para o tratamento da malária 2010. Suíça: Organização Mundial de Saúde.

22 Lallo DG, Shingadia D, Pasval G. UK malaria treatment guidelines. J Infect 2007; **54**:111-121.

23 Payne D. Utilização e limitações da microscopia ótica para o diagnóstico da malária. Boletim do Órgão Mundial de Saúde 1988; **66**: 621-6.

24 Organização Mundial de Saúde. Directrizes para o tratamento da malária, 2nd Edn. Genebra, 2011.

25 Marks M, Gupta Wright A, Doherty JF, Singe M, Walker D, et al. Gerenciando a malária na unidade de terapia intensiva. British Journal of Anaesthesia 2014. doi:10.1093/bja/aeu,57.

26 Ajayi IO. Viabilidade e aceitabilidade da terapia combinada à base de artemisinina para o tratamento da malária em quatro locais africanos. Malaria Journal 2008;7:6.doi.1186/1475-2875.

27 Artesunato vs. quinino no tratamento da malária falciparum grave em crianças africanas (AQUAMT): um ensaio aleatório aberto. Lancet 2010; **376**:1647-57.

28 Organização Mundial de Saúde, Severe falciparum malaria. Transação da Sociedade Real de Medicina Tropical

Medicine and Hygiene 2000; **94** (Suppl-1):1-90.

29 Looareesuwan S, Warell DA, White NJ. Hemorragia recional, um sinal comum de significado

prognóstico na malária cerebral. Am J Trop Med Hyg 1983; **32:**911-915.

30 . Molyneux ME, Taylor TE, Wirima JJ. Características clínicas e indicadores de prognóstico na malária cerebral pediátrica: um estudo de 131 crianças comatosas com malária. QJ Med 1989; **71**:441-459.

31 Oluwayemi IO, Brown BJ, Oyedeji OA. Sequelas neurológicas em sobreviventes de malária cerebral. Pan Afr Med J 2013; **15**:88.

32 Idro R, Marash K, John CC. Cerebral malaria: Inechanisms of brain injury and strategies for improved neurocognitive outcome, Pediatr Res 2010; **68**:287-274.

33 . Holding PA, Stevenson J, Peshu N, Marsh K. Cognitive sequlae of severe malaria with impaired consciousness. Trans R soc Trop Med Hyg 1999; **93**:529-534.

VIH/SIDA nas crianças

Introdução

A infeção pelo vírus da imunodeficiência humana e a síndrome da imunodeficiência adquirida (VIH/SIDA) é um espetro de doenças do sistema imunitário humano causadas pela infeção pelo vírus da imunodeficiência humana (VIH). O termo VIH/SIDA representa toda a gama de efeitos da infeção, que vão desde uma fase pós-infecciosa frequentemente assintomática até à SIDA completa, com uma série de infecções oportunistas.

O VIH/SIDA tem tido um grande impacto na sociedade, quer como doença quer como fonte de discriminação. A doença tem também um impacto económico significativo. Há muitas ideias erradas sobre a doença, como a crença de que pode ser transmitida por contacto casual não sexual. A doença tornou-se também objeto de muitas controvérsias que envolvem a religião. Desde que foi identificada na década de 1980, a doença tem atraído a atenção médica e política, bem como financiamentos em grande escala.

Tem sido uma das principais causas de doença e morte entre crianças, adolescentes e jovens adultos em todo o mundo. Nos últimos anos, as taxas de infeção pelo VIH têm vindo a aumentar rapidamente entre os adolescentes e os jovens adultos. As três principais formas de transmissão do VIH a uma criança muito pequena são: intra-uterina, no momento do nascimento e durante a amamentação. Entre os adolescentes, o vírus é mais frequentemente transmitido através de relações sexuais sem proteção, partilha de agulhas ou, em casos muito raros, por contacto direto com uma ferida aberta de uma pessoa infetada ou através de transfusão de sangue. É muito provável que um bebé que nasça com infeção por VIH pareça saudável. No entanto, 2 a 3 meses após o nascimento, um bebé infetado pode começar a parecer doente, com fraco aumento de peso, infecções repetidas, aumento dos gânglios linfáticos, do fígado ou do baço e problemas neurológicos. Todas as mulheres grávidas devem fazer o teste do VIH para terem mais hipóteses de evitar a transmissão ao feto. As crianças mais velhas, os adolescentes e os adultos são testados para a infeção pelo VIH e, se o resultado for positivo, devem ser submetidos a um tratamento protocolado. Não existe uma vacina para prevenir o VIH e a SIDA, embora os investigadores estejam a trabalhar para desenvolver uma. Assim, a prevenção do VIH continua a ser de importância mundial.

Epidemiologia

A síndrome da imunodeficiência adquirida (SIDA) foi reconhecida pela primeira vez pelo Centro de Controlo de Doenças (CDC) e Prevenção dos Estados Unidos em 1981 e a sua causa - a infeção pelo vírus da imunodeficiência humana (VIH) - foi identificada no início da década. A investigação genética indica que o VIH teve origem na África Central e Ocidental durante o final do século XIX ou início do século XX. Desde a sua descoberta, a SIDA causou cerca de 36 milhões de mortes em todo o mundo. Em 2012, cerca de 35,5 milhões de pessoas viviam com o VIH em todo o mundo. O VIH/SIDA é considerado uma pandemia - um surto de doença que se manifesta numa vasta área e se propaga ativamente. Desde que foram identificados os primeiros casos de infeção pelo VIH, o número de crianças infectadas com o VIH aumentou drasticamente nos países em desenvolvimento, resultado de um aumento do número de mulheres infectadas com o VIH em idade fértil nessas áreas.Globalmente, entre 2002 e 2013, houve uma redução de 58 por cento no número de novas infecções pelo VIH. Apesar disso, mais de 240.000 crianças foram infectadas com o VIH em 2013. A figura abaixo mostra o número de crianças (definidas pela ONUSIDA como tendo menos de 15 anos de idade) diretamente afectadas:

- 3,2 milhões de crianças que vivem com o VIH em todo o mundo no final de 2013.

- 240 000 crianças foram infectadas com o VIH em 2013.
- Uma queda de 58% nas novas infecções desde 2002 e uma queda de 43% em 2007.
- 91% das crianças que vivem com o VIH vivem na África Subsariana.
- 24% das crianças que necessitam de tratamento antirretroviral receberam-no em 2013.
- 190.000 crianças morreram de doenças relacionadas com a SIDA em 2013, num total de 1,5 milhões de pessoas.

Etiopatogénese

O VIH é a causa do espetro de doenças conhecido como VIH/SIDA. O VIH é um retrovírus que infecta principalmente componentes do sistema imunitário humano, como as células T CD4+, os macrófagos e as células dendríticas. Destrói direta e indiretamente as células T CD4+.[8] O VIH é um membro do género Lentivírus, que é transmitido como um vírus de cadeia simples, com sentido positivo e envelopado. Após a entrada nas células-alvo, o genoma viral é convertido (transcrição reversa) em ADN de cadeia dupla por uma transcriptase reversa codificada pelo vírus. O ADN viral resultante é então importado para o núcleo da célula e integrado no ADN celular por uma integrase codificada pelo vírus e por co-factores do hospedeiro. Uma vez integrado, o vírus pode tornar-se latente, permitindo que o vírus e a sua célula hospedeira evitem a deteção pelo sistema imunitário. Em alternativa, o vírus pode ser transcrito, produzindo novos genomas de ARN e proteínas virais que são embalados e libertados da célula como novas partículas de vírus que iniciam o ciclo de replicação de um novo: HIV-1 e HIV-2. O VIH -1 é o vírus que foi originalmente descoberto. É mais virulento, infecioso e é a causa da maioria das infecções por VIH a nível global.

Após a entrada do vírus no organismo, há um período de rápida replicação viral que leva a uma abundância de vírus no sangue periférico. Durante a infeção primária, o nível de VIH pode atingir vários milhões de partículas de vírus por mililitro de sangue. Esta resposta é acompanhada por uma queda acentuada do número de células T CD4+ circulantes. A viremia aguda está quase invariavelmente associada à ativação das células T CD8+, que matam as células infectadas pelo VIH, e subsequentemente à produção de anticorpos, ou seroconversão. Embora os sintomas de imunodeficiência característicos da SIDA só apareçam anos depois de uma pessoa ter sido infetada, a maior parte da perda de células T CD4+ ocorre durante as primeiras semanas de infeção, especialmente na mucosa intestinal, que alberga a maioria dos linfócitos encontrados no corpo. Uma resposta imunitária vigorosa acaba por controlar a infeção e inicia a fase clinicamente latente. A replicação contínua do VIH provoca um estado de ativação imunitária generalizada que se reflecte no aumento do estado de ativação das células imunitárias e na libertação de citocinas pró-inflamatórias

Transmissão

O VIH é transmitido por três vias principais: contacto sexual, exposição a fluidos corporais ou tecidos infectados e de mãe para filho durante a gravidez, o parto ou a amamentação (conhecida como transmissão vertical). Não há risco de contrair o VIH se for exposto a fezes, secreções nasais, saliva, expetoração, suor, lágrimas, urina ou vómito, a não ser que estejam contaminados com sangue.A carga viral de uma pessoa infetada é um fator de risco importante tanto na transmissão sexual como na transmissão vertical. Na ausência de tratamento, o risco de transmissão antes ou durante o parto é de cerca de 20% e, nas mulheres que amamentaram, de 35%. Em 2008, a transmissão vertical era responsável por cerca de 90% dos casos de VIH em crianças. Com um tratamento adequado, o risco de infeção da mãe para o filho pode ser reduzido para cerca de 10%.

Classificações/tipos

Embora a maioria dos indivíduos infectados pelo VIH-1 tenha uma carga viral detetável e, na ausência de tratamento, acabe por evoluir para SIDA, uma pequena percentagem (cerca de 5%) mantém níveis elevados de células T CD4+ sem terapêutica antirretroviral durante mais de 5 anos, sendo estes indivíduos classificados como controladores do VIH ou não-progressores a longo prazo. Outro grupo é o dos que também mantêm uma carga viral baixa ou indetetável, sem tratamento antirretroviral, que são conhecidos como "controladores de elite" ou "supressores de elite". Representam aproximadamente 1 em cada 300 pessoas infectadas.

Manifestação clínica

Existem três fases principais da infeção pelo VIH: infeção aguda, latência clínica e SIDA:

-**Infeção** aguda: é o período inicial após a contração do VIH, também conhecido como

Muitos indivíduos desenvolvem uma doença semelhante à gripe ou uma doença semelhante à mononucleose 2-4 semanas após a exposição, enquanto outros não apresentam sintomas significativos. Os sintomas ocorrem em 40-90% dos casos e incluem mais frequentemente febre, gânglios linfáticos grandes e sensíveis, inflamação da garganta, erupção cutânea, dor de cabeça e/ou feridas na boca e nos genitais. Algumas pessoas também desenvolvem infecções oportunistas nesta fase. Sintomas gastrointestinais como náuseas, vómitos ou neuropatia periférica ou síndrome de Guillain-Barr. Devido ao seu carácter inespecífico, estes sintomas não são frequentemente reconhecidos como sinais de infeção por VIH. Assim, recomenda-se que o VIH seja considerado em pessoas que apresentem uma febre inexplicável e que possam ter factores de risco para a infeção.

- **Latência clínica**: Aos sintomas iniciais segue-se uma fase denominada latência clínica, VIH assintomático ou VIH crónico. Sem tratamento, esta segunda fase da história natural da infeção pelo VIH pode durar de cerca de três anos a mais de 20 anos (em média, cerca de 20 anos). Embora, normalmente, os sintomas sejam poucos ou nenhuns no início, perto do fim desta fase, muitas pessoas têm febre, perda de peso, problemas gastrointestinais e dores musculares. Entre 50 e 70% das pessoas também desenvolvem linfadenopatia generalizada persistente, caracterizada por um aumento inexplicável e não doloroso de mais do que um grupo de gânglios linfáticos (exceto na virilha) durante mais de 3 a 6 meses.

- **Síndrome de imunodeficiência adquirida (SIDA):** a SIDA é definida em termos de uma contagem de células T CD4+ inferior a 200 células/µl ou da ocorrência de doenças específicas associadas a uma infeção por VIH. Na ausência de tratamento específico, cerca de metade das pessoas infectadas com VIH desenvolvem SIDA no prazo de dez anos. As condições iniciais mais comuns que alertam para a presença de SIDA são a pneumonia por pneumocystis (40%), a caquexia sob a forma de síndrome de debilitação do VIH (20%) e a candidíase esofágica. Outros sinais comuns incluem infecções recorrentes do trato respiratório. As infecções oportunistas podem ser causadas por bactérias, vírus, fungos e parasitas que são normalmente controlados pelo sistema imunitário. Estas infecções podem afetar quase todos os sistemas orgânicos. As pessoas com SIDA têm um risco acrescido de desenvolver vários cancros induzidos por vírus, incluindo o sarcoma de Kaposi, o linfoma de Burkitt, o linfoma primário do SNC e o cancro do colo do útero. Além disso, as pessoas com SIDA apresentam frequentemente sintomas sistémicos, como febre prolongada, suores (sobretudo à noite), gânglios linfáticos inchados, arrepios, fraqueza e perda de peso. A diarreia é outro sintoma comum presente em cerca de 90% das pessoas com SIDA, que também podem ser afectadas por diversos sintomas psiquiátricos e neurológicos, independentemente das infecções oportunistas e dos cancros.

Progressão das doenças provocadas pelo VIH nas crianças

Os investigadores observaram dois padrões gerais de doença nas crianças infectadas pelo VIH. Cerca de 20% das crianças desenvolvem doenças graves no primeiro ano de vida; a maioria destas crianças morre aos 4 anos de idade. Os restantes 80% das crianças infectadas têm uma taxa de progressão da doença mais lenta, muitas das quais não desenvolvem os sintomas mais graves da SIDA antes de entrarem para a escola ou mesmo na adolescência.

Diagnóstico

A infeção pelo VIH é muitas vezes difícil de diagnosticar em crianças muito pequenas. Os bebés infectados, especialmente nos primeiros meses de vida, parecem muitas vezes normais e podem não apresentar sinais reveladores que permitam um diagnóstico definitivo da infeção pelo VIH. Além disso, todas as crianças nascidas de mães infectadas têm anticorpos contra o VIH, produzidos pelo sistema imunitário da mãe, que atravessam a placenta para a corrente sanguínea do bebé antes do nascimento e persistem até aos 18 meses. Uma vez que estes anticorpos maternos reflectem o estado de infeção da mãe, mas não do bebé, o teste não é útil em recém-nascidos ou bebés pequenos. Nos últimos anos, os investigadores demonstraram a utilidade de testes sanguíneos altamente precisos no diagnóstico da infeção pelo VIH em crianças com 6 meses de idade ou menos. Uma técnica laboratorial chamada reação em cadeia da polimerase (PCR) pode detetar quantidades mínimas do vírus no sangue de um bebé. Outro procedimento permite que os médicos façam uma cultura de uma amostra de sangue de um bebé e a testem para detetar a presença do VIH. Atualmente, as técnicas de PCR ou de cultura do VIH podem identificar à nascença cerca de um terço dos bebés que estão verdadeiramente infectados pelo VIH. Com estas técnicas, cerca de 90% dos bebés infectados pelo VIH são identificados aos 2 meses de idade e 95% aos 3 meses de idade. Uma nova abordagem inovadora para os testes PCR de ARN e ADN utiliza amostras de sangue seco, o que deverá tornar muito mais simples a recolha e o armazenamento de amostras no terreno. Em crianças mais velhas e adultos, deve ser utilizado um teste ELISA para detetar anticorpos contra o VIH seguido de um Western Blot de confirmação (que tem maior especificidade), para diagnosticar a infeção pelo VIH.

Gestão

Atualmente, não existe cura nem vacina eficaz contra o VIH. As opções actuais de HAART são combinações que consistem em pelo menos três medicamentos pertencentes a pelo menos dois tipos ou "classes" de agentes anti-retrovirais. Inicialmente, o tratamento é tipicamente um inibidor da transcriptase reversa não-nucleósido (NNRTI) mais dois inibidores da transcriptase reversa análogos de nucleósido (NRTIS). A OMS recomenda o tratamento de todas as crianças com menos de 5 anos de idade; as crianças com mais de 5 anos são tratadas como adultos.As medidas de prevenção de infecções oportunistas são eficazes em muitas pessoas com VIH/SIDA. Além de melhorar a doença atual, o tratamento com anti-retrovirais reduz o risco de desenvolver infecções oportunistas adicionais.No que diz respeito ao aconselhamento dietético e à SIDA, algumas provas demonstraram um benefício dos suplementos de micronutrientes. Existem algumas provas de que a toma de suplementos de vitamina A em crianças reduz a mortalidade e melhora o crescimento.

Prognóstico

O prognóstico varia de pessoa para pessoa, e tanto a contagem de células CD4 como a carga viral são úteis para prever o resultado. Sem tratamento, estima-se que o tempo médio de sobrevivência após a infeção pelo VIH seja de 9 a 11 anos, dependendo do subtipo de VIH. Após o diagnóstico de SIDA, se não houver tratamento disponível, a sobrevivência varia entre 6 e 19 meses. Metade das crianças nascidas com VIH morre antes dos dois anos de idade sem tratamento. As principais causas de morte por VIH/SIDA são as infecções oportunistas e o cancro, que são frequentemente o resultado da falência progressiva do sistema imunitário. O risco de cancro parece aumentar quando a contagem de CD4 é inferior a 500/µl. A co-infeção da tuberculose é uma das principais causas de doença e de morte com o VIH/SIDA, estando presente num terço de todas as pessoas infectadas pelo VIH e causando 25% de todas as mortes relacionadas com o VIH. O VIH é também um dos factores de risco mais importantes para a tuberculose. A hepatite C é outra co-infeção muito comum, em que cada doença aumenta a progressão da outra. Os dois cancros mais comuns associados ao VIH/SIDA são o Sarcoma de Kaposi e o Linfoma não-Hodgkin relacionado com a SIDA. Mesmo com o tratamento antirretroviral, a longo prazo, as pessoas infectadas pelo VIH podem sofrer de perturbações neurocognitivas, osteoporose, neuropatia, cancros, nefropatia e doenças cardiovasculares. Não é claro se estas condições resultam da própria infeção pelo VIH ou se são efeitos adversos do tratamento.

Prevenção

Não existe uma vacina eficaz contra o VIH ou a SIDA. A educação sexual abrangente fornecida na escola pode diminuir o comportamento de alto risco.O tratamento de pessoas com VIH cuja contagem de CD4 >350 células/µL com anti-retrovirais protege >96% dos seus parceiros da infeção. Acredita-se que as precauções universais dentro do ambiente de cuidados de saúde sejam eficazes na diminuição do risco de VIH.Um curso de antirretrovirais administrado com 48 a 72 horas após a exposição a sangue ou secreções genitais seropositivos é referido como profilaxia pós-exposição.A partir de 2013, o regime de prevenção recomendado nos Estados Unidos consiste em três medicamentos-tenofovir, contricitabina e raltegravir-uma vez que isso pode reduzir ainda mais o risco. A duração do tratamento é geralmente de quatro semanas. A utilização do agente único ziduvudina reduz cinco vezes o risco de infeção pelo VIH após um ferimento com uma agulha.

Os programas de prevenção da transmissão vertical do VIH (de mães para filhos) podem reduzir as taxas de transmissão em 92-99%. Isto envolve principalmente a utilização de uma combinação de medicamentos antivirais durante a gravidez e após o nascimento do bebé e inclui potencialmente a alimentação por biberão em vez da amamentação.

Referências

1. http: www.retrovirology/ com/content/3///73.doi: 10.1186/1742-4690- 3-72.

2.Sharp PM, Hahn BH. "Origens do VIH e a pandemia da SIDA". Cold spring Harbor perpectives in medicine 1, 2011; a 006841, doi: 10, 1101/cshperspet, 0006841.https://www.nebi.n/m. nih.gov/pmc/articles/PMC 3234451.

3 Ficha de informação (http://www.unaids.org/en/resources/campaigns/globalreport 2013/factshect/). UNAIDS.org.2013.

4 Kalling Lo. "A primeira pandemia pós-moderna: 25 anos de VIH/SIDA".Journal of Internal medicine. 2008;

263 (3): 218-43.

5 Crianças, VIH e SIDA/AUERT. http://www.avert.org/children-and-hiv-aids.htm.

6 .Sepkowitz KA. "SIDA - os primeiros 20 anos". Engl,J.Med.2001;**344**(23):1764-72.

7. Editores, Alexandres K. Mirgam K. Modern infectious disease epidemiology concepts, methods, modelos matemáticos e saúde pública. Nova Iorque: Springer. p 88,ISBN 9780387938356.

8.Alimonti JB, Ball TB, Fowke KR. "Mechanisms of CD4+ T lymphocyte cell death in human infeção pelo vírus da imunodeficiência e SIDA," H Gen Virol 2003;**84**(7): 1649-61.

9. Comité Internacional de Taxonomia de Vírus (2002). "6106 Lentivirus" (http://web. arquivo. org/web/20060418135606.

10. Smith JA, Daniel R. "Following the path of the virus: the exploitation of host DNA repair por retrovírus. ACS Chem Biol.2006; **1**(4): 217-26.

11.Martinez, editado por Migueh A. RNA interference and viruses:Current innovations and future tendências. Norfolk: Canister Academic Press, p.73.ISBN 978-1-904455-56-1.

12. Imunologia, infeção e imunidade. Washington DC:ASM Press.2004, p 550.ISBN 978-1- 55581246-1.

13 Gilbert PB et al. "Comparação da infecciosidade do VIH-1 e do VIH-2 de um estudo de coorte prospetivo em Senegal". Statistics in Medicine.2003; **22** (4):573-93.

14 Piatak MJ, Saag MS, Yang LC, et al."'Níveis elevados de VIH-1 no plasma durante todas as fases da infeção determinado por PCR competitivo". Science. 1993. **259** (5102); 1749-54.

15 Pantaleo G, Demarrest J F, Schacker T, et al. "A natureza qualitativa da resposta imunitária primária à infeção pelo VIH é um fator de prognóstico da progressão da doença, independentemente do nível inicial de viremia plasmática. Proc Natl Acad Sci USA. 1997; **94** (1):254-58.

16 Helz, McGhee JR, Mestecky J, "Infeção pelo VIH: a primeira batalha decide a guerra". Trends Immunol. 2006; **27**(6): 274-81.

17 Mehandra S, Potes MA, Tenner R, et al. "A infeção primária pelo VIH-1 está associada à depleção preferencial de células T CD4+ de locais efectores no trato gastrointestinal." J. Exp, Med. 2004; **200**(6):761-70.

18 Editor, Julio Aliberti. Control of Innate and Adaptive Immune Responses During Infectious Diseases. Nova Iorque, NY: Spring vertag. 2011,p145. ISBN 978-1-4514-0483-5.

19 Brenchlej JM, Price DA, Schacker TW, et al. A translocação microbiana é uma causa de ativação imunitária sistémica na infeção crónica pelo VIH". Nat.Med.2006;**12**(12):1365-71.

20 Markowitz, editado por William N. Rom; editor associado, Steven B. Environmental and occupational medicinine.Philadelphia:Wolters/Kluwer/Lippincott Williams and Wilkins.2007.p 745.ISBN 978-0-78176299-1.

21 KripkeC, "Antiretroviral prophylaxis for occupational exposure to HIV". American family physician. 2007; **76** (3):375-6.

22 Anderson J. "Women and HIV: Motherhood and more," Current opinion in Infectious disease. 2012; **25** (1):58-65.

23 Coutsoudis A, Kwaan L, Thomson M. "Prevention of vertical transmission of HIV-1 in resource limited setting." Revisão por peritos da terapia anti-infecciosa. 2010; **8**(10): 1163-75.

24 Blankson JN. "Control of HIV-1 replication in elite suppressors" .Discovery medicine, 2010;**9**(46):261-66.

25 Walker BD. "Controlo de elite da infeção pelo VIH: implicações para as vacinas e o tratamento". Tópicos em medicina do VIH: uma publicação da Sociedade Internacional de SIDA, EUA. 2007; **15**(4): 134-6.

26 Fases do VIH. Departamento de Saúde e Serviços Humanos dos Estados Unidos. Dez.2010, Atualizado em 13 de junho de 2012. (http:/aids.gov/hiv-aids-basics/diagnosed-with aids/hiv-your body/stages-of-hiv/).

27 Definições de casos de VIH da OMS para vigilância e estadiamento clínico revisto e classificação imunológica de doenças relacionadas com o VIH em adultos e crianças. Genebra: Organização Mundial de Saúde. 2007.p.6-16,ISBN 978-92-4-159562-9.

28 Doenças e perturbações. Tarrytown, NY, Marshall Cavendish.2008.p.25, ISBN 978- 0-7614-7771-6.

29 Vogel M, Schwarze ZC, Wasmuth JC, et al. "The treatment of patients with HIV. "Deutsches Arzteblatt International 2010;**107**(28-29): 507-15.

30 Elliot T. Notas de aula: Microbiologia Médica e Infeção. John Wiley and Sons. 2012. P.273.ISBN 978-

1-118-37226-5.

31 Chu C, Selwyn PA. "Complicações da infeção pelo VIH: uma abordagem baseada em sistemas". American family physicians.2011;**83**(4): 395-406.

32 . "SIDA" (http://www.nlmnih.gov/medline plus/ency/article/000594 htm). Medline Plus.A.D.A.M. 2012

33 Sestak K. "Chronic diarrhoea and AIDS: insights into studies with non-human primates." Curr HIV Res. 2005; **3**(3):199-205.

34 Murray ED, Buttner N, Price BH. Depression and Psychosis in Neurological Practice" (Depressão e Psicose na Prática Neurológica). In bradley WG, Daroff RB, et al. Bradley's Neurology in Clinical Practice: Expert consult-Online and print,6e(Bradley Neurology in Clinical Practice edition 2v set) 1(6th ed). Philadelphia, PA.

Elsevier/Saunders.p.101.ISBN-1-43777-0434-4.

35 Centro de Controlo e Prevenção de Doenças. HIV/AIDS Survellance Report (Dec.1998) **10**(20):7.

36 Painel sobre Terapia Antirretroviral e Tratamento Médico de Crianças Infectadas pelo VIH. Directrizes para a utilização de agentes anti-retrovirais na infeção pelo VIH. Disponível em://aidsinfo.nih.gov./Content Files/ Pediatric Guidelines, pdf. Acedido em 29 de junho de 2011.

37 .May MT, Ingle SM. "Life expectancy of HIV-positive adult: a review," Sexual health, 2011; 8(4): 526-37.

38 Antiretroviral therapy for HIV infection in adults and adolescents: recommendations for a public health approach [Terapia antirretroviral para a infeção pelo VIH em adultos e adolescentes: recomendações para uma abordagem de saúde pública]. Organização Mundial de Saúde 2010,p.19-20.ISBN 978-92-4-159976-4.

39 Orientações consolidadas sobre a utilização de medicamentos anti-retrovirais para o tratamento e a prevenção da infeção pelo VIH. Organização Mundial de Saúde.2013,pp.28-30.ISBN 978-92-4-150572-7.

40 . "Resumo das recomendações sobre quando iniciar o TARV em crianças. "Directrizes ARV consolidadas. junho de 2013.

41 Montessori V, Press N, Harris M, et al. "Adverse effects of antiretroviral therapy for HIV infections" (Efeitos adversos da terapia antirretroviral para infecções por VIH).CMA J 2004; **170**(2):229-38.

1 2.Irlam JH, Visser MM, Rolline NN, et al. "Suplementação de micronutrientes em crianças e adultos com infeção por VIH". Cochrane database of systemic reviews (online) (12); CD 003650,doi:10,1002/14651858,Cd 003650,Pub 3.

43 Knoll B, Lassmann B, Temsgen Z. "Situação atual da infeção pelo VIH: uma análise para médicos que não tratam o VIH". Int J deramtol 2007;**46**(12): 1219-28.

44 Zwahlen M, Egger M. "Progression and mortality of untreated HIV-positive individuals living in resource limited setting: update of literature review and evidence synthesis." UNAIDS obligation.2008,HQ/05/422204.

45 Cheung MC, Pantanowitz,L, Dezube BJ." Doenças malignas relacionadas com a SIDA: desafios emergentes na era da terapia antirretroviral altamente ativa. "The oncologist, 2005; **10**(6): 412-26.

46 . "Tuberculose". Fact sheet 104.OMS, março de 2012. Recuperado em 29 de agosto de 2012.

47 Pensilvânia, Editores, Raphael R, David SS, Robin's Pathology: clinicopathologic foundations of medicine. Filadélfia: Wotters Kluwer Health /Lippincott Williams and Wilkins.p,154. ISBN-978-160547-969-2.

48 Woods S, Moore D, Weber E, et al. "Cognitive neuropsychology of HIV-associated neurocognitive disorders." Revisão de Neuropsicologia, 2009; **19**(2):152-68.

49 Patel VL, Yoskowitz NA, Kanfman DR, et al. "Discerning patterns of human immunodeficiency virus risk in healthy young adults. Am J Med. 2008.**121**(4);758-64.

50 Centers for Disease Control (CDC) (agosto de 1987). "Recommendations for prevention of HIV transmission, in health- care settings" (htt://www,cdc. gov/MMWR/Preview/ MMWRTML/ 00023587,htm).MMWR 36 (suppl.2),1S-188,PMID 3112554.

51 Kuhar DT, Henderson DK, Struble KA, et al. "Directrizes actualizadas do Serviço de Saúde Pública dos EUA para a

Management of Occupational Exposure to Human Immunodeficiency Virus and Recommendations for Post-exposure prophylaxis (Gestão da exposição profissional ao vírus da imunodeficiência humana e recomendações para a profilaxia pós-exposição).[21] "Infect control Hosp Epidemiol. 2013;34(9):875-92.

52 Siegfriend N, vander Merwet, Brocklehurst P, et al. "Antiretrovirais para reduzir o risco de transmissão

da infeção pelo VIH de mãe para filho." Base de dados Cochrane de revisões sistemáticas (Online) 2011;**7**:CD003510, doi:10,1002/14651858,CD 003510,pub 3.

Meningite recorrente

Introdução

A meningite é uma infeção grave, potencialmente fatal, que está associada a elevadas taxas de morbilidade e incapacidade significativa nos sobreviventes. Nos últimos anos, apesar das melhorias na terapêutica antimicrobiana e no suporte de cuidados intensivos, os principais centros têm registado taxas de mortalidade global relacionadas com a meningite bacteriana de cerca de 20% a 25%.A meningite bacteriana recorrente pode ser definida como dois ou mais episódios de meningite causados por um organismo bacteriano diferente ou, em alternativa, um segundo ou mais episódios causados pelo mesmo organismo com um intervalo superior a 3 semanas após a conclusão da terapêutica para o episódio inicial.A verdadeira recorrência resulta de uma reinfeção com o mesmo organismo bacteriano ou com um organismo bacteriano diferente. Em contrapartida, a recrudescência e a recaída representam a persistência da infeção "original" resultante da falha do tratamento. Estão excluídas da definição as condições que incluem os doentes que tiveram meningite recorrente após operações neurocirúrgicas (derivação ventrículo-peritoneal ou cirurgia à coluna), intervenções otorrinolaringológicas (implantes cocleares) ou outras formas de cirurgia craniana ou maxilofacial que resultaram numa fuga de LCR. Foram também excluídos os casos secundários à retenção de corpos estranhos intracerebrais (como lesões relacionadas com mísseis e explosões) e os doentes oncológicos submetidos a terapêutica intratecal. Os casos de meningite causada por micobactérias também foram excluídos, uma vez que se trata de uma entidade distinta. Os episódios de meningite recorrente dividem-se em 2 grupos: meningite bacteriana recorrente e meningite recorrente não purulenta. A sintomatologia e as alterações do líquido cefalorraquidiano na meningite bacteriana recorrente são as típicas da meningite bacteriana em geral. Os sintomas na meningite recorrente não purulenta são muito mais variáveis, e o líquido cefalorraquidiano pode conter linfócitos, neutrófilos ou uma pleocitose mista. A meningite bacteriana recorrente não existia como entidade clínica antes do advento dos antibióticos porque um único episódio de meningite era quase invariavelmente fatal. Até 9% dos doentes que sobrevivem a uma meningite bacteriana aguda podem vir a ter outros episódios.

A meningite bacteriana recorrente é um fenómeno muito menos frequente, mas geralmente representa um desafio diagnóstico considerável. O diagnóstico precoce de qualquer patologia subjacente é crucial para prevenir novos episódios e melhorar o resultado global para o indivíduo afetado. As potenciais sequelas neurológicas a longo prazo incluem paralisia dos nervos cranianos, hemiparesia, hidrocefalia e convulsões, bem como deficiências visuais e auditivas que podem ter um impacto profundo na qualidade de vida dos sobreviventes.

Epidemiologia

Um grande estudo retrospetivo realizado por Durand et al. estabeleceu que 6% dos doentes que apresentam meningite adquirida na comunidade desenvolvem uma recorrência subsequente. Uma proporção semelhante (5%) foi relatada por Adriani et al num estudo prospetivo mais recente, de âmbito nacional, de adultos com meningite adquirida na comunidade nos Países Baixos. Drummond et al referiram que apenas 1,3% das crianças com meningite admitidas numa grande unidade terciária durante um período de 11 anos tinham tido meningite bacteriana em pelo menos uma ocasião anterior. Aproximadamente 9% dos doentes com meningite bacteriana terão episódios recorrentes, geralmente associados a defeitos anatómicos na base do crânio.Não estão disponíveis dados epidemiológicos abrangentes relativos à grande diversidade de condições associadas à meningite não purulenta. Na maioria destas doenças, no entanto, os episódios recorrentes de meningite, separados por intervalos de estado clínico normal ou relativamente normal e de achados no líquido cefalorraquidiano, são invulgares ou raros.

Etiologia

Aspectos microbiológicos

Uma variedade de doenças subjacentes está associada a um determinado organismo bacteriano causador (Quadro 1). Assim, o isolamento repetido de uma determinada bactéria pode potencialmente apontar para a doença subjacente, o que pode, consequentemente, ajudar a adaptar as investigações de forma mais individualizada.

- Streptococcus pneumoniae: Foram comunicadas numerosas condições associadas a um risco acrescido de doença pneumocócica, incluindo perturbações hematológicas, imunodeficiência, asplenia (congénita e iatrogénica), insuficiência renal crónica, infeção por VIH, desnutrição, alcoolismo e traumatismos cranianos.

- Neisseria meningitides: Verificou-se que várias anomalias do sistema imunitário predispõem os indivíduos afectados a infecções por N. meningitidis, incluindo deficiências de imunoglobulina, deficiência da subclasse IgG, bem como a maioria dos tipos de deficiências do complemento.

- Haemophilus influenza: Como resultado da introdução generalizada das vacinas contra o Hib nos programas de vacinação em muitos países industrializados, registou-se um declínio dramático da doença invasiva causada pelo H. influenzae nas últimas duas décadas. Verificou-se que o H. influenzae era o agente causador de um número significativo de episódios de meningite com cultura positiva para além do período anterior à introdução dos programas de vacinação contra o Hib.

- Staphylococcus aureus: O S. aureus é uma causa rara de meningite bacteriana. Menos de 1% dos casos de meningite são causados por esta bactéria. A maioria dos casos tem anomalias predisponentes conhecidas do SNC e foi submetida a procedimentos neurocirúrgicos, mais frequentemente envolvendo shunts ventrículo-peritoneais, um fator de risco bem documentado para a meningite estafilocócica. Em alguns doentes, pensa-se que a prematuridade é o principal fator de risco; outros factores de risco incluem a meningocele sacral em combinação com um quisto entérico e tractos dos seios dérmicos. Todos os episódios de meningite recorrente associados a S. aureus ocorrem em ligação com lesões anatómicas, que incluem meningoencefaloceles intranasais, tractos dos seios dérmicos e quisto neurentérico. De forma surpreendente, a infeção por S. aureus não está normalmente associada a imunodeficiência.

- Organismos entéricos Gram-negativos: A meningite bacilar entérica gram-negativa (GNEBM) é muito invulgar fora do período neonatal, a menos que seja adquirida num contexto nosocomial. Numa proporção relativamente grande de doentes, foi identificada uma doença subjacente, que incluía principalmente problemas cirúrgicos, incluindo defeitos do tubo neural e anomalias do trato urinário.

Tabela-1: Associações entre organismos bacterianos causadores isolados na meningite bacteriana recorrente e defeitos subjacentes

OrganismosDefectos	
- S. pneumoniae	Traumatismo craniano/fratura da base do crânio Defeito congénito da base do crânio Meningocele/meningoencefalocele Cisto neurentérico
	Displasia do ouvido interno/Displasia dos gânglios lombares Asplenia

	Deficiência da subclasse IgG da agamaglobulinemia ligada ao X (XLA)
	Deficiência precoce do complemento ((C2-C4) Infeção pelo VIH
	Otite média crónica/mastoidite
- N. meningitides	Traumatismo craniano/fratura do crânio basal Defeito congénito do crânio basal Meningocele/meningoencefalocele Displasia do ouvido interno/displasia de Mondini Deficiência do complemento (C2-C9)
- H. influenzae	Traumatismo craniano/fratura da base do crânio Defeito congénito da base do crânio Cisto neurentérico
	Displasia do ouvido interno/displasia de Mondini Otite média crónica/mastoidite
- S. aureus	Meningocele/meningoencefalocele Cisto neurentérico
	Dermoide/epidermoide/seio dérmico Meningocele (lombossacral)
- Organismos Gram-negativos, entéricos:	Cisto dermoide/epidermoide/seio dérmico Infecções parameníngeas crónicas
(E coli, Klebsiella, Proteus, Salmonella*)*	Infeção pelo VIH

Factores predisponentes

Os factores predisponentes para a meningite bacteriana recorrente podem ser amplamente categorizados em condições congénitas e adquiridas e ainda divididos em anomalias anatómicas, imunodeficiências e infecções parameníngeas crónicas.

(A) Defeitos anatómicos congénitos: Pensa-se que a meningite bacteriana resulta predominantemente de bactérias transmitidas pelo sangue que invadem o espaço do líquido cefalorraquidiano através do plexo coroide. Além disso, uma variedade de defeitos anatómicos cranianos e espinais pode produzir uma comunicação anormal com o espaço do LCR, facilitando assim a migração de organismos patogénicos para os espaços intradural e subaracnoideu. Na área craniana, estas vias patológicas de entrada localizam-se principalmente na base anterior do crânio - composta pelo osso frontal, etmoide e esfenoidal ou pelo osso temporal. Os defeitos congénitos do tubo neural, também designados por disrafismo espinal, localizam-se mais frequentemente na zona lombossacra, mas podem ocorrer noutros locais ao longo da coluna cervical ou torácica.

- Tecido cerebral heterotópico: A localização extracraniana de tecidos cerebrais é um fenómeno raro. Uma classificação útil foi proposta por Knox et al., que dividiram as malformações congénitas extracranianas do sistema nervoso central em encefaloceles, gliomas e heterotopias, dependendo da presença ou ausência de uma ligação anatómica ao cérebro. As encefaloceles são geralmente congénitas e têm sido menos frequentemente descritas como sendo uma condição adquirida causada por operações rinológicas ou traumatismos cranianos.As encefaloceles basais podem projetar-se através da placa cribriforme para o meato superior (transetmoidal), através de um defeito nos seios etmoidais e esfenoidais posteriores (esfenoetmoidal) ou através de um canal craniofaríngeo patente (transesfenoidal) para os espaços nasais e faríngeos.Por conseguinte, as encefaloceles podem apresentar-se como dificuldades de alimentação ou respiratórias na idade neonatal, como obstrução nasal na infância ou como meningite recorrente em qualquer fase. Existem relatos de encefaloceles intranasais que foram inicialmente mal interpretadas como sendo pólipos nasais ou sinusite aquando do exame clínico ou de imagens radiológicas; são óbvias as consequências potencialmente deletérias de tais diagnósticos errados que resultam em abordagens cirúrgicas inadequadas.

- Cistos epidermóides, cistos dermóides e tratos sinusais dérmicos: Os quistos epidermóides e dermóides são tumores do desenvolvimento que se originam da inclusão de componentes epidérmicos ou dérmicos no neuroeixo durante a fase embrionária e podem, consequentemente, localizar-se intracranialmente ou intra-espinalmente. A grande maioria dos doentes com quistos epidermóides e dermóides apresenta sintomas neurológicos de progressão lenta, como cefaleias, convulsões e desequilíbrio, em vez de meningite. No entanto, ambos os tumores podem causar meningite asséptica recorrente e episódica através da rutura do conteúdo do quisto para o espaço subaracnoide, que se pensa resultar de irritação química. A meningite bacteriana associada a estes tumores está mais frequentemente relacionada com um trato do seio dérmico coexistente, que se deve à separação incompleta do ectoderma cutâneo do ectoderma neural durante o desenvolvimento embrionário. O trato pode aparecer apenas como uma pequena covinha na linha média da coluna vertebral ou na parte posterior do crânio, e a sua identificação ao exame físico pode ser difícil, particularmente quando localizado na região occipital, onde a abertura pode estar coberta por pêlos. Numa localização espinal, os tractos dos seios dérmicos estão frequentemente associados a estigmas cutâneos visíveis na área circundante, tais como naevi, manchas de vinho do Porto ou um tufo de cabelo. O espetro de organismos que causam meningite bacteriana no grupo com lesões occipitais consiste predominantemente em constituintes da flora cutânea, sendo o S. aureus o organismo mais frequentemente isolado. Em contraste, em bebés e crianças pequenas com seios dérmicos na localização lombossacra, os organismos gram-negativos, particularmente a E. coli, e os enterococos são os organismos causadores mais comuns de meningite, muito provavelmente secundários à contaminação fecal.

- Quistos neurentéricos: Os quistos neurentéricos são malformações congénitas com origem no tecido endodérmico e localizam-se principalmente no mediastino. Menos frequentemente, podem ocorrer no canal raquidiano numa localização intradural ou intramedular, quando estão geralmente localizados ventralmente à medula espinal. Os doentes podem, portanto, apresentar compromisso cardíaco ou respiratório secundário ao efeito de massa intratorácica ou sinais de compressão da medula. Menos frequentemente, os indivíduos afectados apresentam meningite asséptica episódica devido à fuga de líquido cístico ou meningite bacteriana.

- Displasia de Mondini e outras malformações congénitas do ouvido interno: A displasia de Mondini e outras formas de malformações congénitas do ouvido interno são responsáveis por uma grande proporção dos casos de meningite bacteriana recorrente. A predisposição para desenvolver meningite bacteriana nestas condições resulta de uma ligação fistulosa entre os espaços do LCR e o ouvido médio, que por sua vez está ligado à nasofaringe através da trompa de Eustáquio. Os organismos que causam meningite neste contexto são, por isso, frequentemente comensais da nasofaringe. Pensa-se que a displasia de Mondini, uma das displasias congénitas mais comuns do ouvido interno, resulta de uma paragem do desenvolvimento por volta da sétima semana da fase embrionária. A cóclea é carateristicamente constituída por 11/2 voltas em vez das 212 voltas normais, em associação com um septo interescalar deficiente. A fístula CSF subjacente na displasia de Mondini ocorre principalmente através de uma janela oval deficiente ou da platina do estribo para o ouvido médio. Pode haver envolvimento uni ou bilateral. A maioria dos indivíduos afectados tem perda auditiva neurossensorial profunda. A displasia de Mondini ocorre normalmente de forma isolada, mas foi descrita em associação com a síndrome de Klippel-

Feil, a síndrome de Pendred e a síndrome de Di-George. Na ausência de uma explicação alternativa, os doentes com meningite recorrente, especialmente as crianças, devem ser sempre testados para detetar uma deficiência auditiva que possa sugerir uma malformação do ouvido interno. Vários obstáculos podem atrasar o diagnóstico da displasia de Mondini. A malformação pode ser unilateral e os problemas auditivos, especialmente em crianças mais novas, podem passar despercebidos. Para além disso, a deficiência auditiva pode ser mal interpretada como resultante de episódios anteriores de meningite. Além disso, houve vários relatos em que as fugas de LCR para o ouvido médio, produzindo um nível de líquido atrás da membrana timpânica ou um abaulamento da mesma em conjunto com a deficiência auditiva, foram inicialmente mal interpretadas como sendo otite média serosa benigna. Como resultado, alguns destes doentes foram submetidos a miringotomia e à colocação de um tubo de ventilação, o que pode ter agravado ainda mais a situação ao criar um portal de entrada adicional para as bactérias. Assim, um abaulamento persistente ou intermitente da membrana timpânica em conjunto com meningite recorrente deve sempre levantar suspeitas. Todos os episódios relatados nessa revisão foram causados ou por S. pneumoniae ou, menos frequentemente, por H. influenzae. Nos casos associados a malformações do ouvido interno (Tabela 1), para além destes dois organismos, houve também casos em que foi identificado como agente causal o N. meningitides e dois casos causados por estreptococos viridans. As radiografias simples do crânio raramente são úteis neste contexto e a tomografia computorizada (TC) de alta resolução dos ossos temporais é considerada pela maioria dos autores como o método de eleição para confirmar o diagnóstico.

- Defeitos do tubo neural: Os defeitos do tubo neural lombossacral, como as meningoceles e as meningomieloceles, são exemplos clássicos de malformações congénitas com comunicação anormal entre a superfície da pele e os espaços do LCR. A maioria é diagnosticada no período pré-natal por ultrassom ou no nascimento e tratada por intervenções neurocirúrgicas precoces.

- Asplenia: A asplenia é mais comummente devida à remoção cirúrgica do baço após um traumatismo ou relacionada com uma variedade de condições hematológicas. Os indivíduos com ausência de baço correm um risco acrescido de infecções bacterianas fulminantes com organismos encapsulados, particularmente S. pneumoniae e H. influenzae.

(B)Defeitos anatómicos adquiridos:

- Traumatismos cranianos: Os relatos de doentes com fístulas de LCR resultantes de traumatismos cranianos representam o maior grupo de casos de meningite bacteriana recorrente. As fugas de LCR ocorrem em cerca de 2% de todos os traumatismos cranianos e em cerca de 5% a 12% das fracturas basais do crânio. As fístulas de LCR estão mais frequentemente associadas a fracturas do seio frontal, seguidas de fracturas da órbita e do osso petroso. A persistência de fístulas de líquido cefalorraquidiano após um traumatismo craniano pode levar a cefaleias e pneumoencéfalos relacionados com a postura e tornar o indivíduo vulnerável à invasão do espaço intradural por organismos que habitam os espaços nasofaríngeos. O risco de desenvolver meningite é maior na primeira semana após o trauma. O S. pneumoniae foi de longe o agente causal mais comum neste grupo de doentes, representando 89% de todos os episódios de cultura positiva, seguido do H. influenzae (6%) e da N. meningitidis (4%).

- Neoplasias: Os tumores cranianos que resultam na erosão da base do crânio só raramente parecem estar associados a meningite recorrente, exceto em associação com complicações relacionadas com neurocirurgia ou radioterapia.

(C)Imunodeficiências congénitas: Todos os indivíduos com meningite bacteriana recorrente sem antecedentes óbvios ou achados clínicos sugestivos de um problema anatómico devem ser submetidos a uma avaliação imunológica, tal como descrito abaixo:

- Deficiências do complemento: Foram descritas deficiências em quase todos os componentes conhecidos e nas proteínas reguladoras do sistema do complemento. As deficiências do complemento estão geralmente associadas a um risco acrescido de infecções bacterianas, mas também têm sido associadas a doenças auto-imunes, particularmente ao lúpus eritematoso sistémico. O complemento desempenha um papel particularmente importante na defesa contra bactérias encapsuladas, incluindo N. meningitidis, Neisseria gonorrhoeae, S. pneumoniae e H. influenza. Uma revisão da literatura efectuada por Fasano et al. documentou que S. pneumonia (64%) e H. influenzae (20%) são os agentes causadores mais comuns de doença invasiva (meningite/sepsia) em indivíduos deficientes em C2, tendo N. meningitidis um papel relativamente menor.

- Agamaglobulinemia ligada ao X: A agamaglobulinemia ligada ao X ou doença de Bruton é uma imunodeficiência primária causada por mutações no gene da tirosina quinase de Bruton, que é necessário para o desenvolvimento normal das células B e, consequentemente, para a produção de anticorpos funcionais. Uma publicação do registo nacional de agamaglobulinemia ligada ao X dos EUA, que incluiu 201 indivíduos, referiu que 25 doentes (12%) sofreram encefalite ou meningite. As principais causas de infecções do sistema nervoso central neste grupo foram os enterovírus (echovírus, coxsackievírus e poliovírus), seguidos por S. pneumoniae e Haemophilus influenzae tipo b (Hib).

- Deficiência da subclasse de IgG: Os indivíduos com deficiência da subclasse IgG correm um risco acrescido de infecções bacterianas invasivas em geral e de infecções com S. pneumoniae e H. influenzae em particular. Verificou-se que os indivíduos afectados são especialmente propensos a infecções respiratórias e sinopulmonares recorrentes.

(D)Imunodeficiências adquiridas:

- Infeção pelo VIH: A infeção pelo VIH predispõe tipicamente os indivíduos infectados para a meningite criptocócica, mas também para a meningite micobacteriana e bacteriana. Vários estudos demonstraram que tanto as crianças como os adultos infectados pelo VIH têm um risco significativamente aumentado de contrair infecções pneumocócicas. Os dados epidemiológicos sugerem que os indivíduos com infeção por VIH não tratada têm um risco mais elevado (40 vezes) de contrair doença pneumocócica invasiva do que os indivíduos não infectados. No entanto, desde o advento da terapia antirretroviral altamente ativa, tem-se verificado uma redução significativa da doença pneumocócica invasiva na população seropositiva.

(E)Infecções parameníngeas crónicas: As infecções parameníngeas, que incluem principalmente a sinusite, a otite média e a mastoidite, podem resultar em infecções do sistema nervoso central através da disseminação contínua através das camadas ósseas e do periósteo do crânio e, em menor grau, através da via hematogénea. A complicação mais comum da sinusite paranasal é a celulite orbital, seguida de infeção intracraniana. Um grande estudo de 649 casos de sinusite aguda ou crónica referiu que 3,7% dos doentes desenvolveram complicações intracranianas, incluindo abcesso do lobo frontal (46%), meningite (29%) e empiema subdural (8%). Os organismos mais frequentemente implicados incluíram estafilococos, estreptococos (estreptococos do grupo A e pneumococos), H.

Influenzae, e organismos anaeróbios. A otite média, em contraste, está muito menos frequentemente associada a complicações intracranianas. Nesse estudo, as bactérias mais frequentemente isoladas de amostras intracranianas foram Proteus mirabilis, Staphylococci e Pseudomonas aeruginosa. Um foco parameníngeo crónico tinha sido a fonte de episódios recorrentes de meningite.

Idade de início

• Apresentação na infância: Os pacientes com lesões lombossacrais, incluindo meningocele, meningomielocele e cistos dermóides com seio dérmico, apresentam-se quase que universalmente na infância (Tabela 1). Como estas anomalias produzem uma ligação direta entre o trato espinal e a superfície da pele na região lombar e como o contacto com a matéria fecal ocorre regularmente nos bebés que usam fraldas, estes estão predestinados à infeção por organismos predominantemente gram-negativos. Em contraste, as crianças com seios dérmicos cranianos, cervicais e torácicos e/ou quistos dermoides tendem a apresentar-se ligeiramente mais tarde, mas geralmente ainda na primeira infância. A grande maioria dos indivíduos com displasia de Mondini e outras formas de malformações do ouvido interno com fuga de LCR teve o seu primeiro episódio de meningite na infância ou na primeira infância. Nos doentes com meningocele craniana/meningoencefalocele, há também uma tendência para a apresentação na infância (idade média de 7 anos). Os doentes com deficiências do complemento tiveram quase universalmente o seu primeiro episódio de meningite durante a infância ou no início da vida adulta.

• Apresentação na idade adulta: A única doença que está claramente associada à apresentação na idade adulta pertence à categoria das infecções parameníngeas crónicas.

Manifestações clínicas

Meningite bacteriana recorrente. Os sinais e sintomas de um episódio individual de meningite bacteriana recorrente são idênticos aos observados em qualquer episódio isolado de meningite de etiologia bacteriana. O início dos sintomas meníngeos é geralmente rápido e pode ser fulminante. Os doentes apresentam quase sempre doença grave, febre, alteração do estado mental e rigidez da nuca. Podem ocorrer convulsões. A doença é rapidamente fatal se não for tratada.

Meningite recorrente não purulenta. Os sinais e sintomas da meningite recorrente não purulenta são muito mais variáveis. Os doentes podem parecer menos gravemente doentes na apresentação do que no caso da meningite bacteriana, e o curso da doença é frequentemente menos grave e mais prolongado. Os achados meníngeos são semelhantes aos descritos na meningite bacteriana, embora a alteração do estado de consciência seja muito mais variável e dependa do organismo ou da doença causadora. A meningite recorrente no contexto de infecções crónicas fúngicas, bacterianas ou por *Toxoplasma* é frequentemente basilar, como também pode ser o caso no sarcoide. Os défices dos nervos cranianos, em particular envolvendo os nervos cranianos 7 e 8, são comuns neste contexto.

Diagnóstico diferencial

Meningite bacteriana recorrente. Episódios recorrentes de inflamação meníngea aguda com pleocitose neutrofílica do líquido cefalorraquidiano, proteína elevada e glicose normal baixa ou deprimida podem ser observados na neurocisticercose, na meningite química por rutura de quistos epidermóides ou, ocasionalmente, em associação com o uso de medicamentos anti-inflamatórios não esteróides. A sarcoidose, embora normalmente cause uma pleocitose linfocítica do líquido cefalorraquidiano, pode ocasionalmente ser acompanhada por uma resposta mista que inclui neutrófilos e por valores baixos de glucose no líquido cefalorraquidiano.

Meningite recorrente não purulentaO diagnóstico diferencial de episódios recorrentes de meningite não purulenta é extremamente amplo. Os problemas de diagnóstico podem ser divididos em dois grandes grupos:

1. Meningite crónica com episódios sintomáticos recorrentes: Nestas condições, o

líquido cefalorraquidiano raramente, ou nunca, volta ao normal entre os ataques clínicos. A meningite fúngica, em especial a causada por Cryptococcus neoformans ou Coccidioides immitis, constitui o principal grupo de infecções tratáveis. A meningite crónica com exacerbações esporádicas também pode ser causada por Brucella, sífilis ou doença de Lyme[66] . As doenças não infecciosas incluem doenças inflamatórias crónicas como a sarcoidose, a doença de Behçet e a síndrome de Vogt-Koyanagi-Harada. A infeção por VIH é frequentemente acompanhada por uma resposta meníngea linfocítica persistente. É extremamente importante lembrar, no entanto, que a meningite recorrente em doentes com SIDA pode representar infecções sequenciais por organismos diferentes.

2. Meningite episódica verdadeira, meningite de Mollaret: Nestas condições, os episódios de meningite não purulenta são separados por períodos em que o líquido cefalorraquidiano regressa ao normal. Como já foi referido, a meningite de Mollaret foi descrita pela primeira vez em 1944 como uma doença de meningite recorrente cujo LCR foi descrito como contendo células do tipo "endotelial", bem como células inflamatórias mais convencionais. Atualmente, reconhece-se que a grande maioria destes casos se deve à reativação do vírus Herpes simplex tipo 2 ou, raramente, do vírus Herpes simplex tipo 1. Foram também relatados episódios raros de meningite linfocítica recorrente, com normalização do líquido cefalorraquidiano entre os episódios, em associação com a infeção pelo vírus Epstein-Barr, com o herpesvírus humano 6 e durante a infeção crónica pelo Toxoplasma gondii.

Diagnóstico

Sendo uma doença pouco frequente, a meningite recorrente representa um desafio considerável para qualquer médico. Em todos os casos, uma história e um exame detalhados devem constituir a base de uma avaliação exaustiva. Se nenhum deles for sugestivo de uma causa subjacente específica, devem ser iniciadas investigações de primeira linha, que incluem testes que são acessíveis na maioria dos hospitais, são minimamente invasivos e não expõem o doente a qualquer risco de radiação. Em contrapartida, muitas das investigações de segunda linha recomendadas podem exigir o encaminhamento para um centro mais especializado.

História

Uma história de traumatismo craniano não deve levar à presunção de que uma fratura basal do crânio é necessariamente a causa subjacente. De qualquer forma, é essencial perguntar especificamente sobre eventos traumáticos importantes, incluindo aqueles que podem ter ocorrido vários anos antes do primeiro episódio de meningite e que o paciente pode não considerar relevantes. Do mesmo modo, deve procurar-se ativamente uma história de otorreia e rinorreia. Particularmente em crianças, uma história de potencial deficiência auditiva ou um atraso no desenvolvimento da fala deve levantar a suspeita de malformações do ouvido interno. É importante não assumir que a deficiência auditiva em crianças com meningite recorrente se deve simplesmente a episódios anteriores de meningite, como ilustrado acima. Uma história de infecções frequentes ou crónicas do ouvido médio e/ou de mastoidite, potencialmente associada a uma mastoidectomia prévia, pode apontar para um foco parameníngeo como fonte de meningite recorrente. Além disso, nas crianças, uma história de atraso de crescimento, bem como infecções invulgares ou frequentes que afectam adicionalmente outros sistemas, como a pele ou o trato respiratório, devem levantar a suspeita de uma imunodeficiência subjacente. Neste contexto, é particularmente importante obter uma história familiar completa, que pode revelar outros membros da família com infecções recorrentes ou graves, bem como mortes prematuras de membros da família devido a infecções.

Exame

Um exame físico minucioso é de importância vital, tal como ilustrado por vários casos de doentes com tractos de seios dérmicos, que não tinham sido detectados em admissões anteriores e que foram detectados apenas pelo exame. Deve ser dada especial atenção ao exame da cabeça e da coluna vertebral, uma vez que este pode revelar trajectos fistulosos ou estigmas cutâneos sugestivos de defeitos espinais ocultos. Além disso, a anosmia e a hiposmia devem ser rastreadas, uma vez que foram relatadas como ocorrendo em até 41% dos casos com fístula traumática do LCR. Em muitos tipos de imunodeficiência, o exame físico pode ser completamente normal, a menos que infecções anteriores, como abcessos cutâneos, tenham deixado cicatrizes residuais. A linfadenopatia, a esplenomegalia, o aumento da parótida e a candidíase orofaríngea podem ser sugestivos de infeção por VIH. A ausência de gânglios linfáticos palpáveis, particularmente em locais correspondentes a áreas de infeção ativa, e a hipotrofia amigdalina podem ser uma indicação de XLA.A rinorreia do LCR ocorre mais frequentemente de forma unilateral. A otorréia liquórica pode ocorrer com malformações do ouvido interno e defeitos do osso temporal, que podem ser de origem congênita, iatrogênica ou traumática ou, menos comumente, devido à erosão osteolítica como resultado de infecções crônicas do ouvido. É de salientar que estes doentes podem referir simultaneamente rinorreia, uma vez que o LCR é frequentemente drenado do ouvido médio através da trompa de Eustáquio para a nasofaringe. Uma membrana timpânica saliente com um nível de fluido visível não deve ser descartada simplesmente como otite média serosa (ou "orelha de cola"), uma vez que este pode ser o único sinal de uma fístula otogénica do LCR. Os doentes com meningite recorrente devem também ser submetidos a uma avaliação formal por um otorrinolaringologista, bem como a uma avaliação audiológica para detetar défices auditivos subtis ou não reconhecidos anteriormente (sobretudo em crianças pequenas), que podem estar associados a malformações do ouvido interno. Um exame minucioso das passagens nasais, idealmente por meio de endoscopia de fibra ótica, pode revelar a presença de tecido cerebral heterotópico ou meningoceles ou mesmo, embora indiretamente, o local de um LCR.

Investigações laboratoriais.

Como parte das investigações de primeira linha, um hemograma completo em combinação com um diferencial e microscopia para detetar corpos de Howell-Jolly (que podem sugerir asplenia), bem como linfopenia ou neutropenia.Anormalidades nos níveis de imunoglobulina (IgA, IgM, IgG e IgE) podem apontar para uma série de imunodeficiências, incluindo deficiência selectiva de IgA e imunodeficiência comum variável. Nesta última, o defeito pode estar nas células T ou, mais frequentemente, na população de células B. A deficiência da subclasse IgG é confirmada pela deteção de níveis persistentemente baixos da subclasse IgG, que podem afetar um ou mais anticorpos do subtipo IgG (IgG1 a IgG4). A avaliação do complemento hemolítico sérico total (CH50) detecta anomalias da via clássica do complemento (C1 a C9) e deve ser seguida de ensaios para os componentes individuais do complemento, se estes forem anormais. Além disso, dependendo da presença de potenciais factores de risco e da epidemiologia local, deve ser considerada nesta fase a realização de um teste de anticorpos contra o VIH, associado a um aconselhamento pré-teste adequado. Além disso, é geralmente necessário efetuar investigações imunológicas mais pormenorizadas, incluindo testes funcionais, num contexto mais especializado, após contacto com um imunologista experiente. Isto pode incluir subconjuntos de linfócitos - respostas de proliferação celular à fitohemaglutinina, respostas de proliferação de células B ao mitogénio pokeweed, testes de função dos neutrófilos e avaliação do complemento alternativo (AH50) e das vias da lectina de ligação ao manano.

Investigações radiológicas.

Podem ser utilizadas várias técnicas radiológicas para identificar fístulas liquóricas, incluindo exames de TC craniana, cisternografia por TC, cisternografia por radionuclídeos e exames de ressonância magnética (RM) craniana com ponderação especial. Os exames de TC em geral, e os exames de TC de alta resolução (TCAR) em particular, produzem a melhor definição das estruturas ósseas e são considerados o método de eleição para a investigação de defeitos da base do crânio. Os exames de RMN oferecem a melhor definição do parênquima cerebral e dos tecidos moles, o que é particularmente importante no contexto das encefaloceles. Nos casos de fugas de líquido cefalorraquidiano com origem no canal raquidiano, a ecografia e a ressonância magnética são comprovadamente os exames mais úteis.

Em conclusão, não existe uma modalidade de imagiologia única que identifique invariavelmente uma fístula do LCR subjacente em todos os casos. Por conseguinte, dependendo do local ou defeito suspeito, devem ser escolhidas investigações adequadas em estreita ligação com um radiologista experiente.

Complicações

As complicações da meningite bacteriana recorrente são as mesmas da meningite bacteriana aguda propriamente dita. As complicações agudas incluem hipertensão intracraniana, convulsões focais ou generalizadas, choque sético e, ocasionalmente, coagulação intravascular disseminada. As sequelas crónicas incluem deficiência intelectual, epilepsia persistente e surdez ou outros défices dos nervos cranianos. Em geral, o prognóstico da meningite bacteriana recorrente é excelente se os episódios individuais de meningite forem rápida e adequadamente tratados e se os defeitos associados na base do crânio ou na medula espinal puderem ser encontrados e corrigidos.

Prognóstico

O prognóstico é muito variável, dependendo da causa da meningite, do estado imunitário do hospedeiro e da duração e gravidade das infecções recorrentes.

Gestão

- Meningite bacteriana recorrente: O tratamento da meningite bacteriana recorrente envolve o tratamento adequado dos episódios individuais de meningite e a correção de defeitos cranianos ou da coluna vertebral. O organismo mais comum é o Streptococcus pneumoniae. A terapêutica inicial da meningite por Streptococcus pneumoniae deve envolver o tratamento combinado com ceftriaxona e vancomicina, até se conhecerem as sensibilidades. A penicilina G (ou ampicilina) continua a ser o tratamento de eleição para as infecções causadas por Neisseria. A ceftriaxona ou a cefotaxima devem ser utilizadas se houver suspeita de Haemophilus influenzae. Estes mesmos agentes, mais gentamicina intravenosa, devem também ser utilizados na meningite causada por organismos entéricos Gramnegativos. A administração adjuvante de amicacina intratecal ou intraventricular tem sido utilizada em casos que envolvem estirpes resistentes de Pseudomonas aeruginosa ou outros organismos Gram-negativos. A nafcilina ou a oxacilina devem ser utilizadas se houver suspeita de infeção por Staphylococcus aureus; a vancomicina deve ser utilizada se houver dúvidas quanto à resistência à nafcilina. O meropenem, um carbapenem mais recente, demonstrou ter resultados terapêuticos semelhantes aos da ceftriaxona em doentes com meningite bacteriana. O tratamento das fugas de líquido cefalorraquidiano pode envolver terapia conservadora ou cirurgia. Nalguns casos, o encerramento espontâneo de pequenas fugas de líquido cefalorraquidiano pode ser conseguido mantendo o doente numa posição de cabeça para cima durante dias ou semanas e evitando actividades que aumentem a pressão intracraniana, como assoar o nariz, tossir ou fazer esforço com as fezes. A pressão do líquido cefalorraquidiano pode ser mantida baixa através de punções lombares repetidas ou da colocação de shunts ou cateteres lombares ou subaracnóides. Quando as medidas conservadoras não são bem sucedidas, deve proceder-se ao encerramento cirúrgico do defeito. Têm sido utilizadas abordagens extracranianas e neurocirúrgicas.

- Meningite recorrente não purulenta: O tratamento da meningite recorrente não purulenta varia consoante a causa específica. As infecções fúngicas podem responder à anfotericina B, com ou sem 5-fluorocitosina ou tratamento com fluconazol. O tratamento ótimo das infecções por Brucella requer um tratamento prolongado (4 meses) com doxiciclina e rifampicina. O tratamento da sífilis requer uma terapia intravenosa com 20 milhões de unidades de penicilina por dia durante 10 a 14 dias. A doença de Lyme deve ser tratada com penicilina ou ceftriaxona. O Toxoplasma gondii pode responder à sulfadiazina-pirimetamina no doente sem SIDA ou à clindamicina no doente com SIDA. Os episódios recorrentes de meningite por Herpes simplex podem ser encurtados através do tratamento com aciclovir; o valaciclovir e o famciclovir também têm sido utilizados neste contexto. Embora não tenha sido comprovada a sua eficácia em ensaios controlados, a utilização destes agentes também suprimiu as recorrências de meningite. A sarcoidose pode responder ao tratamento com metilprednisolona, agentes como o clorambucil, a cloroquina e a hidroxicloroquina ou agentes imunossupressores mais agressivos, como o metotrexato, a ciclofosfamida ou o infliximab. Podem ser necessários cursos repetidos de terapia antimicrobiana ou esteroide, e alguns doentes podem necessitar de terapia crónica.

REFERÊNCIAS

1. Durand M L, Calderwood S B, Weber D J ,et al. Acute bacterial meningitis in adults. Uma revisão de 493

episódios. N Engl J Med.1993; **328:**21-28

2. Sigurdardottir B, Bjornson O M , Jonsdottir K E, et al. Acute bacterial meningitis in adults. A 20-yearoverview.Arch. Intern.Med.1997; **157:**425-430.

3. Adriani KS, van de Beek D, Brouwer MC, et al. Meningite bacteriana recorrente adquirida na comunidade em adultos. Clin Infect Dis 2007; **45(5):**e46-51.

4. Kinnman J, Kam-Hansen S, Link H, Norrby E. Estudos sobre o sistema imunitário humoral e mediado por células

resposta num doente com meningite de Mollaret. J Neurol Sci 1979; **43**:265-76.

5. Miller S,Mateen FJ, Aksamit AJ.Herpes simplex virus2 meningitis:a retrospective cohort study. J

Neurovirol 2013; **19(2)**:166-71.

6. Einarsdottir H M, Erlendsdottir H , Kristinsson K G,GottfredssonM. Estudo nacional de infecções pneumocócicas invasivas recorrentes numa população com uma baixa prevalência de infeção pelo vírus da imunodeficiência humana. Clin Microbiol Infect. 2005; **11:**744-749.

7. Castagliuolo P P, Nisini R , Quinti I, et al. Immunoglobulin deficiencies and meningococcal disease. Ann Allergy 1986; **57:**68-70.

8. Bass J L,Nuss R ,Mehta K A ,et al.Recurrent meningococcemia Associated with IgG2-subclass deficiency. N Engl J Med. 1983; **309:**430.

9. D'Amelio R,Agostoni A ,Biselli R ,et al. Deficiência de complemento e perfil de anticorpos em sobreviventes de meningite meningocócica devida a serogrupos comuns em Itália. Scan J Immunol.1992; **35:**589-595.

10. Ladhani S,Slack M P, Heys M,et al.Queda na doença por Haemophilus influenza serotipo b (Hib) após a implementação de uma campanha de reforço. Arch Dis Child. 17 de outubro de 2007, data de publicação.doi:10.1136/adc.2007.126888.

11. Schlech WF,Ward J I , Band J D ,et al.Bacterial meningitis in the United States, 1978 through1981. O Estudo Nacional de Vigilância da Meningite Bacteriana. O Estudo Nacional de Vigilância da Meningite Bacteriana.JAMA 1985; **253**:1749-54.

12. Odio C, McCracken G, Nelson J D. Infecções do shunt do LCR em pediatria. Uma experiência de sete anos. Am J Dis Child1984; **138:**11031-8.

13. Silbert P, McComish M ,Chakeva T ,Surveyor I.Intranasa meningoencephalocele causing recurrent meningitis in a 25-year-old Caucasian man. Med J Aust1992 ;**156:**141-42.

14. Kriss T C, Kriss V M ,Warf B C. Recurrent meningitis:the search for the dermoid or epidermoid tumor. Pediatr Infect Dis J.1995; **14:**697-700.

15. Unhanand M,Mustafa M M,McCracken G H,et al.Gram-negative enteric bacillary meningitis: a Twenty-one-year experience.J Pediatr.1993; **122:**15-21.

16. Daum R S, Scheifele DW, Syriopoulou V P, et al.Envolvimento ventricular na meningite experimental por Hemophilus influenzae. J Pediatr. 1978; **93:**927-30.

17. Shaw G M, Jensvold N G, Wasserman C R,et al.Epidemiologi characteristics of phenotypically distinct neural tube defect among 0.7million California births, 1983-1987.Teratology.1994;**49:**143-49.

18. Knox R, Pratt M, Garvin A J, et al.Heterotopic lingual brain in the newborn. Arch Otolaryngol Head Neck Surg. 1989; **115**:630-32.

19. Giunta G, Piazza I.. Meningite bacteriana recorrente ocorrida cinco anos após traumatismo craniano fechado e causada por uma meningo-encefalocele pós-traumática intranasal.Postgrad Med J.1991; **67:**377-79.

20. Whittet H B, Barker S , Anslow P ,et al.Heterotopic brain tissue: a rare cause of adult recurrent meningitis.J Laryngol. Otol. 1990;**104:**328-30.

21. Kohrmann M,Schellinger PD,Wetter A,et al.Meningoencefalocele nasal, uma causa incomum de meningite recorrente. Relato de caso e revisão da literatura.J Neurol.2007; **254:**259-60.

22. Yasargil M G, Abernathey C D, Sarioglu A C.Tratamento microneurocirúrgico do dermoide intracraniano e tumores epidermóides.Neurosurgery1989;**24:**561-67.

23. Kuroda Y, Abe, F. Nagumo, et al. Cisto neuroepitelial que se apresenta como meningite asséptica recorrente. Neurology1991; **41:**1834-35.

24. Schwartz J F, Balentine J D. Meningite recorrente devido a um epidermoide intracraniano. Neurology.1978; **28:**124-29.

25. Au H. Meningite recorrente numa criança devido a uma lesão oculta na coluna vertebral. CMAJ.2006; **175:**737.

26. Slavin K A,Kohl S.Onze meses de idade com bactérias recorrentes e meningite asséptica. Pediatr Infect Dis J.2000; **19:**175,178-79.

27. Tekkok I H, Baeesa S S ,Higgins M J.Abscedação de quistos dermoides da fossa posterior. Childs Nerv Syst.1996;**12:**318- 22.

28. Menezes AH,Ryken TC.Cistos neurentéricos intradurais craniocervicais. Pediatr. Neurosurg.1995; **22:**8895.

29. Smith J R. Accessory enteric formations: a classification and Nomenclature.Arch Dis Child .1960; **35:**87-89.

30. Arai Y, Yamauchi Y , Tsuji T, et al.Spinal neurenteric cyst.Report of two cases and review of for forty-one case reported in Japan. Spine1992;**17:**1421-24.

31. Paparella M M. Surdez de Mondini. Uma revisão da histopatologia. Ann. Otol Rhinol Laryngol. 1980 Suppl. **89:**1-10.

32. Ohlms L A, Edwards M S, Mason E O, et al. Meningite recorrente e displasia de Mondini. Arch Otolaryngol Head Neck Surg. 1990;**116:**608-12.

33. MacRae D L, Ruby R R.Meningite recorrente secundária a fístula perilinfática em crianças pequenas. J Otolaryngol.1990; **19:**222-25.

34. Teo D T,Tan T Y,Eng S P,et al. Otorréia espontânea do líquido cefalorraquidiano via janela oval: uma causa obscura de meningite recorrente.J Laryngol Otol. 2004; **118**:717-20.

35. Claros P,Guirado C,Claros A,Claros A,et al.Associação de rinorreia espontânea do LCR da fossa anterior e fístula perilinfática congénita num doente com meningite recorrente. Int J Pediatr Otorhinolaryngol. 1993; **27:65-71**.

36. Phelps P D, King A, Michaels L. Displasia coclear e meningite. Am J Otol.1994; **15:**551-57.

37. Michel R S, DeFlora E, Jefferies J, Donowitz L G. Meningite recorrente numa criança com displasia do

ouvido interno. Pediatr Infect Dis J.1992;**11**:336-38.

38. Phelps P D, Proops D, Sellars S, et al.Fístula congénita de líquido cefalorraquidiano através do ouvido interno e meningite.J Laryngol Otol.1993; **107**:492-95.

39. De Wals P, Tairou F, Van Allen M I, et al. Redução dos defeitos do tubo neural após a fortificação com ácido fólico no Canadá. N Engl J Med.2007; **357**:135-142.

40. Davidson R N, Wall R A. Prevention and management of infections in patients without a spleen (Prevenção e tratamento de infecções em doentes sem baço). Clin Microbiol Infect. 2001; **7**:657-60.

41. Friedman J A, Ebersold M J, Quast L M. Persistent posttraumatic cerebrospinal fluid leakage.

Neurosurg. Focus.2000; **9**:e1

42. Brodie H A, Thompson T C. Gestão de complicações de 820 fracturas do osso temporal. Am J Otol. 1997; 18:188-97.

43. Ford H, J Wright. Recurrent bacterial meningitis in adults: case series J Infect.1996; **33**:131-33.

44. Eljamel M S, Foy P M. Acute traumatic CSF fistulae: the risk of intracranial infection. Br J Neurosurg.1990; **4**:381-85.

45. Dunne D W,Quagliarello V.Group B streptococcal meningitis in adults. Medicine (Baltimore) 1993; **72**:1-10.

46. Figueroa J E, Densen P. Infectious diseases associated with complement deficiencies. Clin Microbiol Rev.1991; **4**:359-95.

47. Sullivan K E. Complement deficiency and autoimmunity.Curr Opin Pediatr.1998; **10**:600-06.

48. Fasano M B, Hamosh A, Winkelstein J A.Infecções bacterianas sistémicas recorrentes na deficiência homozigótica de C2. Pediatr Allergy Immunol.19901:46-49.

49. Gaspar H B, Lester T, Levinsky R J,et al.Bruton's tyrosine kinase expression and activity in X- linked agammaglobulinaemia(XLA):the use of protein analysis as a diagnostic indicator of XLA.Clin Exp Immunol.1998; **0111**:334-38.

50. Winkelstein J A, Marino MC, Lederman H M, et al. X-linked agammaglobulinemia: report on a United States registry of 201patients. Medicine (Baltimore) .2006; 85:193-02.

51. Shackelford P G, Polmar S H, Mayus J L, et al.Espectro da deficiência da subclasse IgG2 em crianças com infecções recorrentes: estudo prospetivo.J Pediatr.1986;**108**:647-53.

52. Jarvis J N, Harrison T S. HIV- associated cryptococcal meningitis.AIDS.2007; **21**:2119-29.

53. Bernstein LJ, Krieger B Z, Novick B,et al.Infeção bacteriana na síndrome da imunodeficiência adquirida em crianças. Pediatr Infect Dis.1985; **4**:472-75.

54. Heffernan R T, Barrett N L,Gallagher K M,et al. Declínio da incidência de infecções invasivas por Streptococcus pneumonia entre pessoas com SIDA numa era de terapia antirretroviral ativa 1995-2000. J Infect Dis2005; **191**:2038-45.

55. Clayman G L,Adams G L,Paugh D R,et al.Complicações intracranianas da sinusite paranasal: uma revisão institucional combinada. Laryngoscope1991; **101**:234-39.

56. Avasthi GA, Parti S, Gupta N, Goel R. Osteomielite do osso frontal causando meningite recorrente. J. Assoc. Physicians India.1991**;** **39**:409-10.

57. Paparell M M. 1980. Surdez de Mondini. Uma revisão da histopatologia. Ann. Otol. Rhinol. Laryngol. Suppl. **89**:1-10.

58. Maitra S, e Ghosh S K. Meningite piogénica recorrente - um estudo retrospetivo. Q J Med1989.**73**:919-29.

59. Kirkpatrick B, Reeves DS, MacGowan AP. Revisão da apresentação clínica, características laboratoriais, terapia antimicrobiana e resultados de 77 episódios de meningite pneumocócica ocorridos em

crianças e adultos. J Infect 1994; **29**:171-82.

60. Adey G, Wald SL. Meningite crónica ou recorrente: perspectivas neurocirúrgicas. Neurosurg Clin N Am 1992; **3**:483-90.

61. Zlab MK, Moore GF, Daly DT, et al.Rinorreia do líquido cefalorraquidiano. Ear NoseThroat J.1992; **71**:314-17.

62. McCormick GF, Zee CS, Heiden J. Cysticercosis cerebri.Review of 127cases. Arch Neurol 1982; **39**:534-39.

63. Aristegui FJ, Delgado RA, Oleaga ZL,et al. Meningite asséptica recorrente de Mollaret e quisto epidermoide cerebral. Pediatr Neurol 1998; **18**:156-59.

64. Hoppmann RA, Peden JG, Ober SK. Efeitos secundários dos anti-inflamatórios não esteróides no sistema nervoso central. Meningite asséptica, psicose e disfunção cognitiva. Arch Intern Med 1991; **151**:1309-13.

65. Chapelon C, Zisa JM, Piette JC, et al. Neurosarcoidose: sinais, curso e tratamento em 35 casos confirmados. Medicina 1990; **69**:261-76.

66. Halperin JJ, Krupp LB, Golightly MG,et al.Encefalopatia associada à borreliose de Lyme. Neurologia 1990; **40**:1340-43

67. Berger JR, Simpson DM. Complicações neurológicas da SIDA. In: Scheld WM, Whitley RJ, Durack DT, editores. Infections of the central nervous system.2nd ed. Nova Iorque: Raven, 1997:255-72.

68. Mollaret P. Méningite endothélio-leucocytaire multirécurrente bénigne Syndrome nouveau ou maladie nouvelle? (Documents cliniques.) Revue neurologique, Paris 1944;**76**:57-76.

69. Kupila L, Vainionpaa R, Vuorinen T,et al.Meningite linfocítica recorrente: o papel dos herpesvírus. Arch Neurol 2004; **61(10):**1553-57.

70. Capouya JD, Berman DM, Dumois JA. Meningite de Mollaret devido ao herpesvírus humano 6 num adolescente. Clin Pediatr (Phila) 2006;**45(9)**:861-63.

71. Cherian A, Baheti NN, Easwar HV, et al. Meningite recorrente devido a epidermoide. J Pediatr Neurosci 2012; 7:47-48.

72. Ellner JJ, Bennett JE. Meningite crónica. Medicine 1976; **55:**341-69.

73. Laun A. Fístulas traumáticas do líquido cefalorraquidiano nas fossas cranianas anterior e média. Ata Neurochir(Wien) 1982. **60:**215-22

74. Savva A, Taylor M J, Beatty CW.Management of cerebrospinal fluid leaks involving the temporal bone:report on 92 patients.Laryngoscope 2003; **113:**50-56.

75. Carrol ED, Latif AH, Misbah SA, et al.Lição da semana.Meningite bacteriana recorrente: a necessidade de imagens sensíveis.BMJ2001. **323:**501-03.

76. Lloyd M N, Kimber P M, Burrows E H.Rinorreia pós-traumática do líquido cefalorraquidiano: a moderna tomografia computorizada de alta definição é tudo o que é necessário para a demonstração efectiva do local de fuga. Clin Radiol.1994; **49:**100-03.

77. Korsvik H E,Keller M S.Sonografia de disrafismo oculto em recém-nascidos e bebés com imagens de RM

correlação. Radiographics1992;**12:**297-36.

78. Ross SC, Densen P. Complement deficiency states and infection: epidemiology,pathogenesis and consequences of neisserial and other infections in an immune deficiency. Medicina 1984;**63**:243-73.

79. Corpus KA, Weber KB, Zimmerman CR.Amicacina intratecal para o tratamento da meningite pseudomonal.Ann Pharmacothe 2004;**38(6):**992-5.

80. Baldwin CM, Lyseng-Williamson KA, Keam SJ. Meropenem: uma revisão da sua utilização no tratamento de infecções bacterianas graves. Drugs 2008;**68(6):**803-38.

81. Ellner JJ, Bennett JE. Meningite crónica. Medicine 1976; **55:**341-69.

82. Aarabi B, Leibrock LG. Abordagens neurocirúrgicas para rinorreia do líquido cefalorraquidiano. Ear Nose Throat J 1992:71:300-5.

83. Hook EW 3rd, Marra CM. Sífilis adquirida em adultos. N Engl J Med 1992; **326(16)**:1060-69.

84. Totan M. Recurrent pneumococcal meningitis in homozygous C3 deficiency.Indian J Pediatr2002; **69(7):**625-26.

85. Morris JT, Kelly WJ. Recorrência de meningococcemia neisserial devido à deficiência do componente terminal do complemento.South MedJ1992;85:1030-31

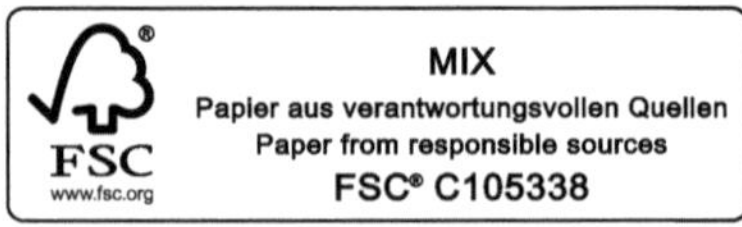

Printed by Books on Demand GmbH, Norderstedt / Germany